全国高等中医药院校教材配套用书

组织学与胚胎学
易考易错题
精析与避错

主编 刘黎青

中国健康传媒集团
中国医药科技出版社

内容提要

本书为全国高等中医药院校教材配套用书，以全国高等中医药院校规划教材和教学大纲为基础，由长年从事一线中医教学工作且具有丰富教学及命题经验的专家教授编写而成，书中将本学科考试中的重点、难点进行归纳总结，并附大量常见试题，每题均附有正确答案、错误答案及答题分析，将本学科知识点及易错之处加以解析，对学生重点掌握中医基础理论知识及应试技巧具有较强的指导作用。本书适合高等中医药院校本科学生阅读使用。

图书在版编目（CIP）数据

组织学与胚胎学易考易错题精析与避错 / 刘黎青主编 . —北京 : 中国医药科技出版社，2019.5
全国高等中医药院校教材配套用书
ISBN 978-7-5214-1022-8

Ⅰ . ①组…　Ⅱ . ①刘…　Ⅲ . ①人体组织学—中医学院—教学参考资料　②人体胚胎学—中医学院—教学参考资料　Ⅳ . ① R32

中国版本图书馆 CIP 数据核字（2019）第 044313 号

美术编辑　陈君杞
版式设计　大隐设计

出版　**中国健康传媒集团** | 中国医药科技出版社
地址　北京市海淀区文慧园北路甲 22 号
邮编　100082
电话　发行：010-62227427　邮购：010-62236938
网址　www.cmstp.com
规格　889×1194mm ¹/₁₆
印张　9 ³/₄
字数　196 千字
版次　2019 年 5 月第 1 版
印次　2019 年 5 月第 1 次印刷
印刷　三河市航远印刷有限公司
经销　全国各地新华书店
书号　ISBN 978-7-5214-1022-8
定价　29.00 元

编委会

主 编

刘黎青

副主编

赵舒武　刘　峰

编　委（按姓氏笔画排序）

王　旭　刘　峰　刘亚楠　刘建春　刘黎青　许瑞娜

何才姑　周雪颖　赵舒武

编写说明

　　《组织学与胚胎学易考易错题精析与避错》以全国中医药行业高等教育"十三五"规划教材《组织学与胚胎学》为蓝本，将教材中的重点、难点内容进行精简提炼，帮助学生系统掌握复习课程的重点内容。其中，重点、难点及例题的覆盖范围与教学大纲及教材内容一致。全书编写顺序与教材章节顺序一致，方便学生同步学习。

　　本书的主要特点在于常见错误的解析和易错点的预测，使学生在短时间内既能对已学知识进行复习回顾，又能熟悉题目、掌握考点，同时还可以对自己学习的薄弱环节进行强化记忆和练习。书中覆盖了教材的全部知识点，题型多样，题量丰富，对需要掌握、熟悉的内容予以强化。重点、难点部分力求全面而精炼，并有所侧重；在答案分析部分，力求简单明了概括知识点的学习方法和相关解题技巧，帮助学生在复习、练习的过程中及时发现自身知识的不足之处，并理清学习和解题的思路，提示学生针对易错点进行分析、辨别，尽可能减少学生在考试中所犯的错误，从而提高学生对知识的应用能力及应试能力。

　　本书适合于中医学专业或者相关专业医学生在校学习、备考之用，也是初入临床的实习医生、住院医生参加执业医师考试的复习用书。

编者

2018 年 6 月

目 录

上篇　组织学

下篇　胚胎学

第一章 组织学绪论

◎ **重点** ◎

1. 组织学的基本概念和研究内容

2. 组织学标本的基本制作方法

3. HE 染色

◎ **难点** ◎

1. 组织学标本的基本制作方法

2. HE 染色

常见试题

（一）单选题

1. 下列有关 HE 染色法的叙述哪一项是正确的（　　　）

A. 能显示细胞内的高尔基复合体　　　B. 能显示网状纤维　　　C. 能将细胞核染成蓝紫色

D. 能将细胞膜染成蓝紫色　　　E. 能显示弹性纤维

【正确答案】C

【易错答案】D

【答案分析】此题考查要点是 HE 染色方法。HE 染色法是组织学中最常用的染色法，能将细胞核染成蓝紫色，多数细胞的细胞质染成红色。本法不能显示高尔基复合体与网状纤维，这两种结构均需用银染法才能表示。而细胞膜在 HE 染色中染成粉红色，弹性纤维需醛复红复染，染成紫色。故本题应选 C。

2. 以下描述中，哪一项是错误的（　　　）

A. 组织学的研究水平包括组织、细胞、亚细胞和分子水平

B. 细胞是机体的基本结构和功能单位

C. 细胞外基质是非细胞的产物，它构成了细胞生活的微环境

D. 结构与功能相似的细胞群及细胞外基质构成组织

E. 不同的组织构成器官或器官系统

【本题答案】C

【易错答案】A、B、D、E

【答案分析】此题考查要点是对组织学基本知识的理解。组织学是在组织、细胞、亚细胞和分子水平上对机体进行研究。组织由细胞群和细胞外基质构成。细胞是机体的基本结构和功能单位，不同的组织构成器官或器官系统。所以 A、B、D、E 的说法是正确的。而细胞外基质则是由细胞产生的，它是细胞的产物，构成了细胞生活的微环境。

3. 扫描电镜术是主要用于观察（　　　）

A. 生物膜内部结构　　　　　B. 细胞器的内部结构　　　　C. 组织和细胞的表面结构

D. 细胞核的结构　　　　　　E. 细胞内的多糖

【正确答案】C

【易错答案】A

【答案分析】此题考查要点是扫描电镜技术的作用。扫描电镜主要观察组织和细胞的表面结构，因其对凹凸不平的结构能清晰成像，故能观察组织细胞表面形态结构。细胞器、细胞核及胞质内特殊颗粒等都在细胞内，需用透射电镜观察其结构。学生只要对扫描电镜观察组织表面这一特点加以了解，是不会选错的。观察多糖则需用组织化学方法。因此，选择 A、B、D、E 任一项都是对扫描电镜的特点不了解所致。

4. 光学显微镜的最高分辨率是（　　　）

A. 0.2mm　　　　　　　　　B. 2nm　　　　　　　　　　C. 0.2nm

D. 0.2μm　　　　　　　　　E. 2μm

【正确答案】D

【易错答案】C

【答案分析】此题考查要点是光学显微镜与电镜的分辨率。光学显微镜的分辨率是 0.2μm，而电子显微镜的分辨率是 0.2nm，数字都是 0.2，但是注意单位的不同。

（二）多选题

1. 除了常规的石蜡切片法，下列哪些亦属组织学的制片方法（　　　）

A. 涂片法　　　　　　　　　B. 铺片法　　　　　　　　　C. 磨片法

D. 煮片法　　　　　　　　　E. 冷冻切片法

【正确答案】ABCE

【易错答案】D

【答案分析】此题考查要点是组织学切片的制作方法。组织学切片制作方法是多种多样的，往往根据不同组织结构特点而采取不同的方法，某些组织化学反应标本为保存蛋白质的结构活性用冷冻切片法，血液等液体标本采用涂片法，疏松结缔组织采用铺片法，坚硬的骨骼可磨制成薄片称磨片法，但没有煮片这样的制作方法，D 属于干扰项。

2.基本组织包括（　　　）

A.神经组织　　　　　　　　　B.网状组织　　　　　　　　C.上皮组织

D.淋巴组织　　　　　　　　　E.结缔组织

【正确答案】ACE

【易错答案】B、D

【答案分析】此题考查要点是基本组织。基本组织包括上皮组织、结缔组织、肌组织和神经组织。这是组织学的基础知识。B、D是干扰项。

（三）简答题

1.人体组织分几种类型？

【正确答案】人体组织分4种，分别为上皮组织、结缔组织、肌组织、神经组织。

【答案分析】此题考查要点是人体组织分型，常与骨组织、脂肪组织、血液等结缔组织概念混淆。人体组织由细胞群和细胞外基质构成，可归纳为四大类型，即上皮组织、结缔组织、肌组织和神经组织，是依据在胚胎时期的发生来源、细胞构成、形态特点及功能等方面来划分的，故各具明显的特异性。而骨组织、脂肪组织、血液均属于结缔组织。

2.什么是特殊染色？

【正确答案】除HE染色法外的其他多种染色方法，常用来特异性地显示某种细胞、细胞外基质成分或细胞内的某种结构。例如用硝酸银将神经细胞染为黑色，用醛复红将弹性纤维染为紫色，用甲苯胺蓝将肥大细胞的分泌颗粒染为紫色等。

【答案分析】此题考查要点是特殊染色的概念。常见错误是只从字面回答问题，没有理解特殊染色的内容。认为特殊染色就是一种特别的染色，这显然是片面的。特殊染色是一个统称，是指除HE染色法外的其他染色方法。

（四）论述题

试述组织学的研究内容及其意义。

【正确答案】组织学是研究机体微细结构及其相关功能的科学，它以显微镜观察组织切片为基本方法，即在显微镜下观察正常人体的形态结构，故又称显微解剖学。组织学从微观水平阐明机体的结构与相关功能，它为生理学、生物化学、免疫学、病理学以及临床医学等的学习奠定坚实基础，也与生物学、生理学、生物化学、免疫学、病理学等学科内容相互渗透，所以是医学教育的重要入门课程之一。

【答案分析】常见错误是回答比较片面，对组织学的研究内容及意义理解不深刻。需多看相关内容，加强记忆和理解。

第二章　上皮组织

◎ **重点** ◎

1.上皮组织的一般特征

2.被覆上皮的主要特点、分类及分布

◎ **难点** ◎

1.被覆上皮的主要特点

2.上皮组织的特殊结构

常见试题

（一）单选题

1.下列哪一项不是上皮组织的特点（　　　　）

A.分为被覆上皮和腺上皮等　　　B.可分布于有腔器官的腔面

C.上皮组织均含丰富血管、神经　　D.具有保护作用

E.有些具有感觉功能

【正确答案】C

【易错答案】E

【答案分析】此题考查要点是上皮组织结构特点。上皮组织由大量形态较规则、排列紧密的细胞和细胞外基质组成，主要分为被覆上皮和腺上皮等，分布在体表和有腔器官腔面，具有保护、吸收、分泌和排泄等功能。上皮内大都无血管，所需营养依靠结缔组织内的血管提供。由于上皮组织中有感觉神经末梢，所以有感觉功能。而 C 选项所述内容是错误的，因为大部分上皮组织中不含血管。

2.以下对单层扁平上皮的描述，哪一项是错误的（　　　　）

A.正面观细胞呈多边形　　　　　　B.细胞之间呈锯齿状嵌合

C.细胞有核处稍厚，其他部位很薄　D.通过基膜与结缔组织相贴

E.仅为内皮和间皮两种类型

【正确答案】E

【易错答案】D

【答案分析】此题考查要点是单层扁平上皮的结构与分布。单层扁平上皮细胞有核处稍厚，其他部位很薄，并且基膜与基部结缔组织相贴，所以 C、D 叙述都无错误。E 所述则是错误的，

因为单层扁平上皮除内皮和间皮外还分布于其他部位，如肾小囊壁层上皮。

3. 下列有关假复层纤毛柱状上皮的描述，错误的是（　　　　）

A. 有柱状细胞　　　　　　　　B. 有梭形细胞　　　　　　　　C. 有锥体形细胞

D. 有杯状细胞　　　　　　　　E. 属复层上皮

【本题答案】E

【易错答案】C

【答案分析】此题考查要点是假复层纤毛柱状上皮的结构。假复层纤毛柱状上皮由柱状细胞、梭形细胞、锥体形细胞和杯状细胞组成。误选B、C、D项者，显然没有记住该上皮结构特点。而选项E是错的，因为假复层纤毛柱状上皮虽然细胞形态不同、高矮不一、核的位置不在同一水平上，但基底部均附着于基膜，因此在垂直切面上观察貌似复层，而实为单层。

4. 下列有关复层扁平上皮的描述中，哪个是错误的（　　　　）

A. 由两层以上细胞组成　　　　B. 表面为角化的扁平细胞

C. 中间为多层多边形细胞　　　D. 基层为一层立方或柱状细胞

E. 内无血管而有丰富的神经纤维

【正确答案】B

【易错答案】E

【答案分析】此题考查要点是复层扁平上皮的结构。复层扁平（鳞状）上皮由多层细胞组成，靠近基底部的细胞呈立方或柱状，分裂能力较强，新生的细胞逐渐向表层迁移，以更替表面衰老脱落的细胞，中间是数层多边形细胞，接近表面有几层衰老的扁平细胞。复层扁平上皮分布广泛，如表皮、角膜、口腔、咽、食管等，其中表皮的上皮是角化的复层扁平上皮，其余的上皮不角化，故B选项错误。复层扁平上皮属于上皮组织，虽无血管但神经末梢丰富。

5. 以下关于微绒毛的描述，哪一项是正确的（　　　　）

A. 分布于所有细胞的游离面　　B. 光镜下清晰可见　　　　　　C. 表面为细胞膜，内有微管

D. 具有与纤毛相似的功能　　　E. 构成光镜下所见的纹状缘或刷状缘

【正确答案】E

【易错答案】D

【答案分析】此题考查要点是微绒毛结构特点与分布。微绒毛只分布在部分吸收等功能旺盛的上皮细胞游离面，在电镜下清晰可见，而光镜下不清晰。微绒毛表面是细胞膜，内含微丝而非微管。小肠上皮的纹状缘和肾小管上皮的刷状缘在光镜下可见，电镜观均为微绒毛。错选D项，是将微绒毛与纤毛混淆。

6. 不属于变移上皮的选项是（　　　　）

A. 由表层、中间层、基底层细胞构成　　　B. 壳层位于盖细胞基底面

C. 其内无血管而神经末梢丰富　　　　　　D. 中间为多层细胞

E. 盖细胞位于表层

【正确答案】B

【易错答案】E

【答案分析】此题考查要点是变移上皮的形态结构特点。变移上皮的细胞层数可因其所在器官功能状态的不同而各异。本题有关变移上皮的 A、C、D、E 选项均为正确答案，关键考点是盖细胞的位置、形态、结构。盖细胞位于表层，光镜下盖细胞体积大，胞质丰富，游离面胞质嗜酸性强称壳层，常见双核。

（二）多选题

1. 关于纤毛的特点，下列叙述哪些正确（　　　　）

A. 光镜下可见　　　　B. 为一种特殊的细胞器　　　　C. 内有纵向配布的微管

D. 可按一定的节律摆动　　　　E. 分布在呼吸道

【正确答案】ACDE

【易错答案】B

【答案分析】此题考查要点是纤毛的结构与分布。纤毛是细胞游离面伸出的较长的突起，具有向一定方向节律性摆动的能力。纤毛的数量有多有少，如一个纤毛细胞可有几百根纤毛，而某些细胞上的数量则较少。纤毛较微绒毛长，在光镜下可见。纤毛的内部结构比微绒毛复杂，电镜下可见纤毛表面有细胞膜，内为细胞质，其中有纵向排列的微管。微管与纤毛的摆动有关。

2. 单层扁平上皮分布于（　　　　）

A. 心包膜　　　　B. 淋巴管腔面　　　　C. 汗腺

D. 肺泡　　　　E. 子宫腔面

【正确答案】ABD

【易错答案】C

【答案分析】此题考查要点是单层扁平上皮的分布。汗腺由一层淡染的锥形细胞构成，外方有肌上皮细胞，但非单层扁平上皮；子宫腔面上皮为单层柱状上皮。心包膜、淋巴管腔面和肺泡壁均有单层扁平上皮分布。

（三）简答题

1. 微绒毛的结构是什么？

【正确答案】微绒毛是细胞表面的指状突起，常见于上皮细胞的游离面，其他组织有些细胞也有微绒毛。微绒毛一般比较细小，电镜下才能清晰辨认。微绒毛的意义是使细胞表面积扩大，有助于细胞的吸收功能，有些以吸收功能为主的上皮细胞如小肠上皮吸收细胞和肾近端小管上皮细胞，细胞游离面有密集而排列整齐的微绒毛，光镜下呈纵纹状结构，称为纹状缘或刷状缘。微绒毛内有许多纵行的微丝，使微绒毛可适当地伸长或缩短，适应细胞的吸收功能。

【答案分析】此题考查要点是微绒毛的结构，常见错误是将微绒毛和纤毛概念混淆。纤毛是细胞游离面伸出的较长的突起，胞质内有纵向排列的微管，纤毛具有向一定方向节律性摆动的能力，光镜下能观察到，而微绒毛则不能。

2.试述浆液性细胞的结构特点。

【正确答案】浆液性细胞是一种以分泌蛋白质为主的腺细胞。细胞多呈锥体形，核圆，靠近细胞基底部，基底部胞质内常有密集排列的粗面内质网，呈强嗜碱性；顶部胞质内有许多分泌颗粒，光镜下可见颗粒内含细胞合成的物质。细胞以出胞形式排出分泌物。分泌物较稀薄，内含消化酶。浆液性细胞形成的腺泡主要分布在腮腺、胰腺等。

【答案分析】此题考查要点是浆液性细胞结构特点，常见错误是将其与黏液性细胞混淆。两者只一字之差，所以很容易混淆概念，黏液性细胞核扁圆形，居细胞基底部。胞质着色浅呈泡沫或空泡状。与浆液性细胞结构不一样，主要区别在于细胞核及胞质染色。

（四）论述题

试述被覆上皮的特点和分布。

【正确答案】

（1）单层扁平（鳞状）上皮：内皮见于心血管和淋巴管的腔面；间皮见于胸膜、心包膜和腹膜的表面；其他见于肺泡和肾小囊壁层等的上皮。

（2）单层立方上皮：肾小管和甲状腺滤泡等。

（3）单层柱状上皮：胃、肠、胆囊和子宫等腔面。

（4）假复层纤毛柱状上皮：呼吸管道等腔面。

（5）复层扁平（鳞状）上皮：未角化的见于口腔、食管和阴道等腔面；角化的见于皮肤的表皮。

（6）复层柱状上皮：睑结膜和男性尿道等腔面。

（7）变移上皮：肾盏、肾盂、输尿管、膀胱等腔面。

【答案分析】此题考查要点是被覆上皮特点和分布，常见错误是回答不全面。本题是对被覆上皮的综合理解和分析，同学应该以书中的表为蓝本，加以理解和记忆。着重注意各种被覆上皮的结构特点及分布。

第三章　结缔组织

第一节　固有结缔组织

◎ **重点** ◎

1.疏松结缔组织的一般特点（组成、结构特点、分布与功能）

2.疏松结缔组织各细胞的结构特点和功能，细胞外基质特点

◎ **难点** ◎

1.结缔组织分类

2.疏松结缔组织各种细胞的结构特点

常见试题

（一）单选题

1.结缔组织的分类是（　　　）

A.疏松结缔组织，致密结缔组织，脂肪组织和骨组织

B.固有结缔组织，血液和淋巴，骨和软骨组织

C.疏松结缔组织，致密结缔组织，脂肪组织和网状组织

D.疏松结缔组织，血液、淋巴，骨和软骨组织

E.疏松结缔组织，网状组织，血液和骨组织

【正确答案】B

【易错答案】C、D

【答案分析】此题考查要点是结缔组织的分类。常见误选C、D，C项只说明了狭义结缔组织的构成，即仅指固有结缔组织的分类。D项错把疏松结缔组织理解为固有结缔组织。狭义结缔组织指固有结缔组织包括疏松结缔组织、致密结缔组织、脂肪组织和网状组织，广义的结缔组织还包括软骨组织、骨组织、液态的血液和淋巴。故本题正确选项为B。

2.关于疏松结缔组织，哪一项是错误的（　　　）

A.来源于胚胎时期间充质　　　　　　B.细胞外基质多，细胞少种类多

C.细胞外基质的成分与其他结缔组织相同　　D.无定形基质、纤维和组织液组成细胞外基质

E.广泛分布在细胞、组织和器官之间

【正确答案】C

【易错答案】B

【答案分析】此题考查要点是疏松结缔组织一般特点。常见误选B，可能与上皮组织特点混淆，上皮组织的特点是细胞多而细胞外基质少。疏松结缔组织来源于胚胎时期间充质，由细胞和大量细胞外基质构成。结缔组织的细胞外基质包括无定形基质、丝状纤维和组织液，广泛分布在细胞、组织和器官之间。机体中不同结缔组织的细胞外基质的成分差别很大，所以本题应选C。

3.过敏反应的发生与肥大细胞释放哪种物质有关（　　　）

A.白三烯　　　　　　　　B.组胺　　　　　　　　C.肝素

D.嗜酸粒细胞趋化因子　　E.白三烯和组胺

【正确答案】E

【易错答案】C

【答案分析】此题考查要点是变态反应与肥大细胞的关系。常见误选C，肝素有抑制凝血的作用，和过敏反应无关。D选项嗜酸粒细胞趋化因子具有一定的抗过敏反应作用。A、B选项显然回答不完全。肥大细胞合成和分泌多种活性介质，包括组胺、嗜酸粒细胞趋化因子、白三烯和肝素等。其中组胺和白三烯能使细支气管平滑肌收缩，使微静脉及毛细血管扩张，通透性增加，引发过敏反应。故正确答案是E。

4.下列哪种细胞分泌抗体（　　　）

A.浆细胞　　　　　　　　B.成纤维细胞　　　　　　C.肥大细胞

D.巨噬细胞　　　　　　　E.以上都不对

【正确答案】A

【易错答案】C

【答案分析】此题考查要点是浆细胞的功能。肥大细胞可以分泌肝素、组胺等物质，但不是抗体。成纤维细胞可合成分泌细胞外基质，巨噬细胞主要具有吞噬功能。

5.组织液来源于（　　　）

A.毛细血管动脉端　　　　B.毛细血管静脉端　　　　C.毛细淋巴管

D.淋巴导管　　　　　　　E.淋巴管

【正确答案】A

【易错答案】C

【答案分析】此题考查要点是组织液的形成与回流。组织液是血液与细胞间进行物质交换的重要媒介。组织液是从毛细血管动脉端渗出的部分血浆成分，再经毛细血管静脉端回流到血液循环中，或经毛细淋巴管进入淋巴循环。所以毛细血管静脉端、毛细淋巴管是组织液回流的通道。

（二）多选题

1. 固有结缔组织中除疏松结缔组织外还包括（　　）

A. 组织液　　　　　　　　B. 网状组织　　　　　　　　C. 软骨组织

D. 致密结缔组织　　　　　E. 脂肪组织

【正确答案】BDE

【易错答案】E

【答案分析】此题考查要点是固有结缔组织分类。组织液是从毛细血管的动脉端渗出的血浆成分。固有结缔组织包括疏松结缔组织、致密结缔组织、网状组织和脂肪组织。

2. 下列哪些是巨噬细胞的功能（　　）

A. 吞噬功能　　　　　　　B. 分泌组胺和肝素　　　　　C. 分泌抗体

D. 抗原呈递　　　　　　　E. 分泌溶菌酶

【正确答案】ADE

【易错答案】C

【答案分析】此题考查要点是巨噬细胞的功能。分泌组胺和肝素的是肥大细胞，分泌抗体的是浆细胞。巨噬细胞具有吞噬、抗原呈递及分泌溶菌酶、补体和多种细胞因子的功能。

3. 有关胶原纤维的描述正确的是（　　）

A. 纤维分支交织成网　　　　B. 化学成分主要是原纤维蛋白

C. 由许多胶原原纤维组成　　D. 具有坚韧性，抗拉力强

E. 光镜下显明暗交替的周期性横纹

【正确答案】ACD

【易错答案】B、E

【答案分析】此题考查要点是胶原纤维形态结构、主要化学成分及特性。胶原纤维是结缔组织中的主要纤维成分。纤维分支并交织成网，电镜下胶原纤维由许多平行排列的胶原原纤维聚集形成，有明暗交替的周期性横纹，横纹周期约为 64nm。胶原纤维韧性大，具有较强抗拉能力，但弹性较差，其化学成分为胶原蛋白。

（三）简答题

何为组织液？

【正确答案】组织液是指在组织的细胞外基质内不断流动的液体。它从毛细血管的动脉端渗出，再由毛细血管静脉端和毛细淋巴管处回流入血液和淋巴内，其不断更新，与细胞进行物质交换。组织液内除含有细胞所需的各类营养物质外，还含有各种激素和因子等，所以是构成细胞生存微环境的重要成分。

【答案分析】此题考查要点是组织液的概念，常见错误是把组织液误答为毛细血管静脉端渗出的液体。组织液是从毛细血管动脉端渗出的液体，在毛细血管静脉端和毛细淋巴管处回流入血液和淋巴内，而非毛细血管静脉端渗出的液体。

（四）论述题

试述疏松结缔组织内纤维的微细结构特点。

【正确答案】疏松结缔组织内有 3 种纤维。①胶原纤维：数量最多，新鲜时呈白色，有光泽，又名白纤维，HE 染色着浅红色。纤维粗细不等，呈波浪形，并互相交织。胶原纤维由胶原原纤维聚集而成，其化学成分是胶原蛋白。②弹性纤维：新鲜状态下呈黄色，又名黄纤维。在 HE 标本中着色浅，不易与胶原纤维区分，醛复红能将弹性纤维染成紫色，弹性纤维较细，直行，分支交织，表面光滑，断端常卷曲，其化学成分是弹性蛋白。③网状纤维：较细，分支多，交织成网。网状纤维也由胶原蛋白构成，纤维表面被覆蛋白多糖和糖蛋白，故具嗜银性。

【答案分析】此题考查要点是对疏松结缔组织纤维的理解，常见错误是对该问题掌握不全面，例如回答时忘记网状纤维。另外，容易与神经原纤维、纤维蛋白原等概念混淆。把神经原纤维、纤维蛋白原归纳到疏松结缔组织中。神经原纤维是神经元胞质内的特殊结构；纤维蛋白原是血浆里的组成成分。

第二节　软骨和骨

◎ 重点 ◎

1. 软骨的分类和结构特点

2. 骨组织结构和细胞组成

◎ 难点 ◎

1. 软骨的结构特点及软骨细胞微细结构

2. 骨组织的结构、细胞组成及各细胞的结构特点和功能

常见试题

（一）单选题

1. 细胞内含大量溶酶体的细胞是（　　　）

A. 成骨细胞　　　　　　　B. 破骨细胞　　　　　　　C. 骨细胞

D. 骨祖细胞　　　　　　　E. 以上所有细胞

【正确答案】B

【易错答案】A

【答案分析】此题考查要点是破骨细胞。成骨细胞含粗面内质网和高尔基复合体，但不含溶酶体。破骨细胞内含大量溶酶体，具有很强的吸收骨的能力，属于单核吞噬细胞系统。

2. 其内含有骨细胞突起的结构是（　　）

A. 骨陷窝 　　　　　　　　　B. 骨小管 　　　　　　　　　C. 骨小梁

D. 成骨面 　　　　　　　　　E. 骨细胞之间的缝隙连接

【正确答案】B

【易错答案】A

【答案分析】此题考查要点是骨细胞的特点。骨细胞胞体所在的腔隙称骨陷窝。骨细胞之间非缝隙连接，而含有骨细胞突起的是骨小管，所以B选项正确。

3. 对骨板的描述，哪一项是错误的（　　）

A. 由胶原纤维有规律地分层排列与基质共同构成

B. 骨细胞位于骨板之间或骨板内的骨陷窝内

C. 相邻骨细胞突起通过骨板内的骨小管相连接

D. 同一骨板内的纤维相互平行与相互垂直交叉排列

E. 同一骨板内的纤维相互平行，相邻骨板内的纤维则相互垂直

【本题答案】D

【易错答案】E

【答案分析】此题考查要点是骨板结构。骨组织中同一骨板内的纤维是相互平行，而相邻骨板内的纤维则相互垂直构成板层状结构称骨板。并不是同一骨板内的纤维相互平行与相互垂直交叉排列构成板层状骨板。骨基质由胶原纤维有规律地分层排列与基质共同构成。

4. 下列哪个细胞具有形成骨质中有机成分的功能（　　）

A. 骨细胞 　　　　　　　　　B. 软骨细胞 　　　　　　　　C. 星形胶质细胞

D. 破骨细胞 　　　　　　　　E. 成骨细胞

【正确答案】E

【易错答案】A

【答案分析】此题考查要点是成骨细胞的功能。骨细胞具有一定溶骨和成骨作用。软骨细胞是软骨组织中的细胞。破骨细胞具有很强的溶骨和吸收能力。成骨细胞由骨祖细胞分裂分化而成，细胞呈柱状或椭圆形，有突起，胞质嗜碱性。电镜下观察，含有大量的粗面内质网和发达的高尔基复合体，有合成胶原纤维和基质的功能。

（二）多选题

1. 三种软骨组织的共同点是（　　）

A. 均有软骨膜 　　　　　　　B. 纤维均相互交织分布 　　　C. 均可见同源细胞群

D. 均有少量毛细血管 　　　　E. 软骨细胞均可分裂增生

【正确答案】ACE

【易错答案】B

【答案分析】此题考查要点是对软骨组织的了解。透明软骨交织排列胶原原纤维，弹性软骨

交织排列弹性纤维，而纤维软骨有大量平行或交叉排列的胶原纤维束。软骨基质凝胶状，不含毛细血管。软骨均有软骨膜。周边软骨细胞幼稚，较小，单个存在。在软骨中央多见 2~8 个软骨细胞聚集在一起成同源细胞群。故本题应选 ACE。

2. 能产生纤维和基质的细胞是（　　　）

A. 骨祖细胞　　　　　　　　B. 纤维细胞　　　　　　　　C. 骨细胞

D. 软骨细胞　　　　　　　　E. 成骨细胞

【正确答案】DE

【易错答案】B、C

【答案分析】此题考查要点是哪些细胞可以产生细胞外基质。B 选项是疏松结缔组织中成纤维细胞的功能静止状态，不具备分泌纤维和基质的作用。C 选项骨细胞没有分泌纤维和基质的作用。而软骨细胞和成骨细胞均有分泌纤维和基质的作用。

（三）简答题

1. 何谓同源细胞群？

【正确答案】同源细胞群是软骨组织重要的结构。镜下观察，可见靠近软骨组织中央部的软骨细胞成群分布，每群可有 2~8 个细胞。每群细胞都是源自软骨膜内的同一个骨祖细胞，故将成群分布的软骨细胞称为同源细胞群。

【答案分析】此题考查要点是同源细胞群的概念，常见错误是回答同源细胞群出现在软骨的边缘。该细胞在软骨中央分布，每群细胞都是源自软骨膜内的一个骨祖细胞。

2. 何谓骨单位（哈弗斯系统）？

【正确答案】骨单位又称哈弗斯系统，主要分布于长骨骨密质的内、外环骨板之间，是长骨的主要支持结构。骨单位由 10~20 层同心圆排列的骨板组成，呈圆筒状，中央的管道称中央管或哈弗斯管，骨单位沿骨的长轴排列，增强了长骨的支持作用，骨膜内的血管和神经等经穿通管进入中央管，使骨组织获得营养，排除废物，进行代谢和生长改建。

【答案分析】此题考查要点是骨单位的特点，常见错误是不会回答或位置回答错误，对骨单位的概念没有很好理解，也有同学对英文陌生，如果题干是骨单位也许能回答出来。

第三节　血液

◎ **重点** ◎

1. 血细胞的正常值、结构和功能

2. 血小板的正常值、结构和功能

◎ **难点** ◎

1. 红细胞的正常值和微细结构特点

2.白细胞的正常值、分类、结构特点及主要功能

常见试题

（一）单选题

1.临床检验报告中性粒细胞核左移是指（　　　）

A.正常情况下 1~2 叶的细胞百分率增多　　B.正常情况下 4~5 叶的细胞百分率增多

C.正常情况下 2~3 叶的细胞百分率增多　　D.疾病情况下 1~2 叶的细胞百分率增多

E.疾病情况下 4~5 叶的细胞百分率增多

【正确答案】D

【易错答案】A、E

【答案分析】此题考查要点是中性粒细胞核左移的定义。正常情况下中性粒细胞以 2~3 叶的多见，在某些疾病情况下如细菌感染时，血液中 1~2 叶的细胞百分率增多称为核左移。核左移是病理情况下的变化，正常情况下不可能出现核左移现象。E 选项 4~5 叶的细胞百分率增多，应该称为核右移。

2.网织红细胞中用煌焦油蓝染色，被染成蓝色的不规则颗粒或细网状结构是（　　　）

A.破碎的细胞核　　　　　B.滑面内质网　　　　　C.线粒体

D.核糖体　　　　　　　　E.高尔基复合体

【正确答案】D

【易错答案】A、E

【答案分析】此题考查要点是对网织红细胞结构特点的理解。A 选项把蓝色的不规则颗粒误认为退化的细胞核，E 选项认为蓝色颗粒是残留的高尔基复合体。其实若将新鲜血液用煌焦油蓝染色，可见网织红细胞的胞质内有被染成蓝色的不规则颗粒和细网，它由红细胞成熟过程中残留的核糖体聚集并着色而成。网织红细胞中核糖体的存在，表示细胞还有继续合成血红蛋白的功能。经过 1~3 天后，网织红细胞变为成熟红细胞，核糖体完全消失。

3.嗜酸性粒细胞占白细胞总数的（　　　）

A.50%~70%　　　　　　　B.0.5%~3%　　　　　　C.0~1%

D.3%~8%　　　　　　　　E.25%~30%

【本题答案】B

【易错答案】C

【答案分析】此题考查要点是白细胞分类。A 选项是中性粒细胞占白细胞的比例，C 选项是嗜碱性粒细胞占白细胞的比例（注意与嗜酸性粒细胞区别），D 选项是单核细胞占白细胞的比例，E 选项是淋巴细胞占白细胞的比例。嗜酸性粒细胞占白细胞总数的 0.5%~3%，在过敏性疾病或某些寄生虫病时，嗜酸性粒细胞增多。

4. 区别三种有粒白细胞主要依据是（　　　）

A. 细胞大小　　　　　　　B. 颗粒的数量　　　　　　C. 细胞核形态

D. 有无嗜天青颗粒　　　　E. 以上均不对

【正确答案】E

【易错答案】B

【答案分析】此题考查要点是对有粒白细胞结构的掌握情况。粒细胞是根据特殊颗粒的染色特性分为中性粒细胞、嗜碱性粒细胞和嗜酸性粒细胞。

（二）多选题

1. 嗜碱性粒细胞的嗜碱性颗粒中含（　　　）

A. 肝素　　　　　　　　　B. 过氧化物酶　　　　　　C. 嗜酸粒细胞趋化因子

D. 组胺酶　　　　　　　　E. 组胺

【正确答案】ACE

【易错答案】B、D

【答案分析】此题考查要点是对嗜碱粒细胞的了解。B选项存在于中性粒细胞嗜天青颗粒内。D选项存在于嗜酸性粒细胞颗粒内。嗜碱性粒细胞中的嗜碱颗粒，含有肝素、组胺和嗜酸性粒细胞趋化因子。

2. 中性粒细胞嗜天青颗粒中含（　　　）

A. 酸性磷酸酶　　　　　　B. 碱性磷酸酶　　　　　　C. 过氧化物酶

D. 干扰素　　　　　　　　E. 吞噬素

【正确答案】AC

【易错答案】B、E

【答案分析】此题考查要点是中性粒细胞结构特点。中性粒细胞的嗜天青颗粒含有酸性磷酸酶、过氧化物酶和多种酸性水解酶。B、E选项均存在于中性粒细胞的另一种特殊颗粒内，而非嗜天青颗粒。

（三）简答题

1. 何谓单核细胞？

【正确答案】单核细胞是血液中体积最大的白细胞，在血涂片中的结构特点是胞质弱嗜碱性，呈灰蓝色，内有许多细小的嗜天青颗粒，胞核肾形或马蹄形等，着色较浅。胞质内的嗜天青颗粒是一种溶酶体。单核细胞有变形运动和趋化性，也有一定的吞噬功能和免疫功能。单核细胞穿出血管进入其他组织，分化形成各类巨噬细胞和抗原呈递细胞，故单核细胞是机体免疫系统的重要组成成分。

【答案分析】此题考查要点是单核细胞的结构特点，常见错误是回答了巨核细胞的概念，误把巨核细胞当作单核细胞。单核细胞是血液白细胞的一种。来源于骨髓的巨核细胞则分解胞质脱落形成血小板。

2.试述红细胞的结构特点。

【正确答案】红细胞直径 7~8μm，呈双面凹圆盘状。成熟红细胞无细胞核，也无细胞器，胞质内充满血红蛋白。血红蛋白是含铁的蛋白质，它具有结合与运输 O_2 和 CO_2 的功能，红细胞有一定的弹性和可塑性，细胞通过毛细血管时可改变形状。

【答案分析】此题考查要点是红细胞的结构特点，常见错误是红细胞结构特点回答不全面或者错误，如回答细胞有核和细胞器，这是不对的。成熟红细胞呈双凹圆盘状，无细胞核，也无细胞器，胞质内充满血红蛋白（Hb）。还有错误回答红细胞为双面凸圆盘状等。

第四章　肌组织

◎ **重点** ◎

1. 骨骼肌的光镜、电镜结构
2. 心肌的光镜、电镜结构

◎ **难点** ◎

1. 骨骼肌的肌节、肌原纤维、肌丝结构，横小管，三联体
2. 心肌的闰盘、二联体

常见试题

（一）单选题

1. 下列关于骨骼肌细胞核的描述，哪一个正确（　　　）

A. 一个细胞核、位于细胞中央　　　B. 多个细胞核、位于细胞中央

C. 一个细胞核、位于肌膜下　　　D. 多个细胞核、位于肌膜下

E. 以上都不对

【正确答案】D

【易错答案】B

【答案分析】此题考查要点是骨骼肌细胞结构特点。骨骼肌的细胞核不位于中央，而位于细胞周围近肌膜膜处，即靠近肌膜下。每个骨骼肌纤维有多个甚至达几百个细胞核，位于肌膜下。

2. 人骨骼肌纤维的横小管位于（　　　）

A. Z 线水平　　　　　B. A 带和 I 带交界处　　　　C. M 线水平

D. H 带两侧　　　　　E. M 线两侧

【正确答案】B

【易错答案】A

【答案分析】此题考查要点是骨骼肌纤维的横小管。A 选项是心肌纤维横小管的位置，Z 线是明带中央的一条深色的线，心肌纤维的横小管较粗，位于 Z 线水平。骨骼肌的横小管位于暗带与明带交界处。横小管是肌膜向肌浆内凹陷形成的管状结构，走向与肌纤维长轴垂直，故称横小管。

3. 三联体是指（　　　　）

A. 横小管和一侧的终池和纵小管　　B. 纵小管和两侧的终池　　C. 纵小管和两侧的横小管

D. 终池和两侧的横小管　　　　　　E. 横小管和两侧的终池

【本题答案】E

【易错答案】B

【答案分析】此题考查要点是三联体的概念。肌浆网是肌纤维中特化的滑面内质网，位于横小管之间。其中纵行包绕于每条肌原纤维周围的小管称纵小管，其两端扩大呈扁囊状称终池。每条横小管与两侧终池组成三联体。

4. 骨骼肌纤维收缩时（　　　　）

A. I 带变窄、A 带不变、H 带渐窄甚至消失　　　B. I 带变窄、A 带变宽、H 带变宽

C. I 带、A 带和 H 带均渐变窄　　　　　　　　　D. I 带变宽、A 带变窄、H 带渐窄甚至消失

E. I 带和 A 带变窄、H 带不变

【正确答案】A

【易错答案】C

【答案分析】此题考查要点是骨骼肌收缩时肌节的变化。在骨骼肌纤维收缩时主要变化是细肌丝滑入粗肌丝内，所以 A 带的宽窄不会发生变化。A 带中央是 H 带，该处没有细肌丝，仅为粗肌丝，当细肌丝向粗肌丝滑入时，I 带变窄、A 带不变、H 带渐窄甚至消失，从而使肌节缩短，肌纤维收缩。

5. 肌节就是（　　　　）

A. 相邻的 A 带和 I 带　　　　　　B. 相邻的肌纤维的横纹

C. 相邻肌细胞之间的连接处　　　　D. 相邻两条 M 线之间的一段肌原纤维

E. 相邻两条 Z 线之间的一段肌原纤维

【正确答案】E

【易错答案】A

【答案分析】此题考查要点是肌节的概念。肌节是肌原纤维的结构和功能单位。它为两个相邻 Z 线之间的一段肌原纤维。每个肌节包括 1/2I 带 +A 带 +1/2I 带。有些同学认为 1/2I 带 +A 带 +1/2I 等于 A 带 +I 带，这显然是错误的，不应该从简单的数学角度考虑，这是一个位置的描述。

6. 电镜观，心肌闰盘处有（　　　　）

A. 中间连接、桥粒、紧密连接　　　B. 中间连接、桥粒、缝隙连接

C. 紧密连接、桥粒、缝隙连接　　　D. 连接复合体、桥粒、紧密连接

E. 以上都不对

【正确答案】B

【易错答案】A

【答案分析】此题考查要点是心肌闰盘的超微结构。在心肌闰盘中没有紧密连接。闰盘是心

肌纤维之间的连接结构，在纵位上为缝隙连接，该连接间隙很窄，且有小管相通，便于化学信息和电冲动迅速传递到每一个心肌细胞，使心肌纤维同步舒缩成为一功能整体。在横位上有中间连接和桥粒，使心肌纤维间的连接更牢固。

7.骨骼肌纤维的横小管由（　　　）

A.滑面内质网形成　　　　　　B.粗面内质网形成　　　　　　C.高尔基复合体形成

D.肌浆网形成　　　　　　　　E.以上都不对

【正确答案】E

【易错答案】A

【答案分析】此题考查要点是横小管结构特点。纵小管是特化的滑面内质网纵行包绕在每条肌原纤维周围，而横小管又称T小管，是肌膜向肌纤维内部凹陷而成的小管，与肌纤维的长轴垂直，横小管分支吻合成网，环绕每条肌原纤维周围，可将肌膜的兴奋迅速传导至肌纤维内部。

（二）多选题

1.组成骨骼肌纤维细肌丝的蛋白质是（　　　）

A.肌球蛋白　　　　　　　　　B.肌钙蛋白　　　　　　　　　C.原肌球蛋白

D.肌红蛋白　　　　　　　　　E.肌动蛋白

【正确答案】BCE

【易错答案】A

【答案分析】此题考查要点是骨骼肌细肌丝的特点。细肌丝内的肌动蛋白分子是球形的。细肌丝由肌动蛋白、肌钙蛋白和原肌球蛋白组成；而粗肌丝由肌球蛋白分子组成。

2.骨骼肌纤维的粗肌丝（　　　）

A.由豆芽状肌球蛋白分子组成　　B.分子结构以M线为中轴两侧对称排列

C.露出表面的横桥朝向M线　　　D.肌纤维收缩时变短

E.位于暗带内

【正确答案】ABE

【易错答案】D

【答案分析】此题考查要点是骨骼肌粗肌丝的特点。肌球蛋白分子为豆芽状，分子结构以M线为中轴两侧对称排列，位于暗带内分子尾朝向M线，而头部朝向Z线，形成横桥。收缩是由于细肌丝向粗肌丝中央的M线方向滑入，导致肌节缩短，所以暗带是不变的。

（三）简答题

1.何谓肌原纤维?

【正确答案】肌原纤维是骨骼肌纤维内纵行排列的细丝状结构，直径1~2μm，它由两种肌丝即粗肌丝和细肌丝平行规则排列而组成。肌原纤维呈明暗相间的横纹，分别称明带（I带）和暗带（A带）。明带中央有一条深色的Z线，暗带中央有一条浅色的H带，H带中央又有一条深色的 M 线。横纹由粗肌丝和细肌丝规则分布而形成，明带内只有细肌丝，暗带内则可见粗肌丝和细肌丝。心肌纤维的肌原纤维不及骨骼肌纤维的肌原纤维排列规则和明显，平滑肌纤维则无肌原纤维。

【答案分析】此题考查要点是肌原纤维的概念，常见错误是将肌纤维与肌原纤维概念混淆。误认为肌原纤维是肌细胞，把肌纤维与肌原纤维混淆了。正确的是肌细胞又称肌纤维，而肌原纤维则是肌纤维内纵行排列的细丝状结构。

2. 何谓肌浆网？

【正确答案】肌浆网是横纹肌纤维内特化的滑面内质网，由中央部的纵小管和两端膨大的终池组成。肌浆网在相邻横小管之间纵行环绕在肌原纤维周围，其两端为膨大的终池。横小管与其两侧相邻的终池共同组成三联体。肌浆网的膜上有钙泵（可以调节肌浆 Ca 的浓度），其功能活跃时可将大量 Ca^{2+} 转运到肌浆内，引起肌丝滑动，肌纤维收缩。在肌纤维舒张时，钙泵又将全部 Ca^{2+} 泵回到肌浆网内。

【答案分析】此题考查要点是肌浆网的概念，常见错误回答为肌细胞内的网架结构。其实肌浆网是横纹肌纤维内特化的滑面内质网，是肌细胞内的一种细胞器。

（四）论述题

分别描述骨骼肌、心肌、平滑肌三种肌纤维的光镜下结构。

【正确答案】骨骼肌纤维为长圆柱形，长 1~40mm，多核，一条肌纤维内含有多个甚至几百个细胞核，核呈扁椭圆形，位于肌膜下方，横纹明显。肌浆内含许多与细胞长轴平行排列的肌原纤维，直径 1~2μm。肌原纤维呈明暗相间的带，分别称明带（I 带）和暗带（A 带）。每条肌原纤维的明带和暗带都相应地排列在同一水平面上，因此构成了肌纤维表面的横纹。明带中央有一条深色的 Z 线，暗带中央有一浅色的 H 带，H 带中央又有一条深色的 M 线。

心肌纤维呈不规则的短圆柱状，有分支并相互连接成网状，心肌纤维的连接处称闰盘，在 HE 染色的标本中呈着色较深的横形或阶梯状粗线。心肌纤维的核呈卵圆形，位居中央，有的细胞含有双核。心肌纤维有横纹，但其肌原纤维和横纹都不如骨骼肌纤维的明显。

平滑肌纤维呈长梭形，大小不均，表面无横纹。细胞核一个，呈长椭圆形或杆状，位于中央。细胞收缩时核可扭曲呈螺旋形。在 HE 染色的标本中，平滑肌细胞交错排列。

【答案分析】此题考查要点是区分三种肌纤维的光镜结构特点，常见错误是回答不全面。应多看相关内容，加强记忆和理解。

第五章　神经组织

◎ 重点 ◎

1. 神经细胞的形态结构与功能
2. 突触的定义、结构及功能
3. 神经胶质细胞的分类、结构特点及功能
4. 神经纤维的定义、分类与有髓神经纤维的结构
5. 神经末梢的分类，各感受器与效应器的结构与功能

◎ 难点 ◎

1. 神经元的超微结构与功能的关系，轴质流与轴突运输
2. 突触的超微结构与神经元间信息的传递
3. 有髓神经纤维的超微结构及髓鞘形成

常见试题

（一）单选题

1. 神经元尼氏体分布在（　　　　）

A. 胞体和轴突内　　　　　　B. 胞体和树突内　　　　　　C. 树突和轴突内

D. 胞体内　　　　　　　　　E. 整个神经元内

【正确答案】B

【易错答案】D

【答案分析】此题考查要点是尼氏体的分布。神经元（神经细胞）胞质内含有丰富的尼氏体（粗面内质网），分布于树突及胞体中。轴突及轴丘内无尼氏体和高尔基复合体，因而不能合成蛋白质。轴突内的细胞质称轴质。镜下观察神经元的尼氏体在胞体明显，易误导选 D。

2. 关于光镜下神经元的特征，哪项是错误的（　　　　）

A. 细胞形态多种多样，均有突起

B. 由胞体、树突和轴突组成

C. 核大而圆，核仁明显

D. 细胞质内除一般细胞器外，还富含尼氏体和神经纤维两种特征性的结构

E. 胞体及突起内都有神经原纤维

【正确答案】D

【易错答案】A、B、C、E

【答案分析】此题考查要点是神经元的光镜结构。神经元的形态、大小差异甚大，可分为胞体和突起两部分，突起可分为树突和轴突，核大而圆，位于胞体中央，核仁清晰。细胞质内除含滑面内质网、线粒体、高尔基复合体、溶酶体等细胞器外，还含有丰富的尼氏体和神经原纤维，但尼氏体仅分布于胞体和树突内。神经原纤维分布于整个神经元内。而神经纤维由神经元的长突起和包在它外面的神经胶质细胞共同构成。

3. 电镜下尼氏体的结构是（　　　）

A. 粗面内质网和游离核糖体　　　　B. 粗面内质网和高尔基复合体

C. 滑面内质网和游离核糖体　　　　D. 滑面内质网和溶酶体

E. 神经丝和微管

【正确答案】A

【易错答案】B

【答案分析】此题考查要点是尼氏体的电镜结构。电镜下观察，尼氏体是由大量粗面内质网和游离核糖体组成，尼氏体的功能为合成蛋白质。粗面内质网普遍存在于分泌蛋白质的细胞中，越是分泌旺盛的细胞中越多。

4. 神经元的形态多样，大小不一，其结构可分为（　　　）

A. 胞膜、胞核和尼氏体　　　　B. 胞体和突起　　　　　　C. 神经纤维和神经末梢

D. 树突和轴突　　　　　　　　E. 胞体和突触

【正确答案】B

【易错答案】E

【答案分析】此题考查要点是神经元的结构分布。神经元的形态、大小差异甚大，可分为胞体和突起两部分。在记忆时很容易将突起和突触混淆，而误选 E。

5. 关于突触的描述哪项是错误的（　　　）

A. 神经元与神经元之间或神经元与非神经元细胞之间的细胞连接

B. 突触后膜有神经递质的受体

C. 由突触前成分、突触间隙和突触后成分组成

D. 突触前、后膜之间有缝隙连接

E. 突触前、后膜之间为突触间隙

【正确答案】D

【易错答案】A

【答案分析】此题考查要点是突触的电镜结构。突触是指神经元与神经元之间或神经元与非神经元之间特化的细胞连接。突触由突触前成分、突触后成分、突触间隙三部分组成。突触后膜上有特异性受体。突触前、后膜之间为突触间隙而不是缝隙连接。

6. 有吞噬功能的神经胶质细胞是（　　　）

A. 小胶质细胞 　　　　　　B. 少突胶质细胞 　　　　　　C. 单核细胞

D. 星形胶质细胞 　　　　　E. 施万细胞

【正确答案】A

【易错答案】C

【答案分析】此题考查要点是小胶质细胞的功能。小胶质细胞是机体单核吞噬细胞系统分布在中枢神经系统的成员，具有吞噬功能。单核细胞虽有吞噬功能，但不属于神经胶质细胞。

7. 周围神经系统有髓神经纤维的髓鞘来自（　　　）

A. 星形胶质细胞 　　　　　　B. 施万细胞 　　　　　　C. 小胶质细胞

D. 少突胶质细胞 　　　　　E. 卫星细胞

【正确答案】B

【易错答案】D

【答案分析】此题考查要点是施万细胞（神经膜细胞）的功能。施万细胞是周围神经系统有髓神经纤维髓鞘的形成细胞。少突胶质细胞形成中枢神经系统有髓神经纤维的髓鞘。注意区分不同点。

8. 运动终板指（　　　）

A. 腺细胞与神经细胞间的细胞连接 　　　　B. 胶质细胞与神经细胞间的细胞连接

C. 运动神经元与骨骼肌细胞间的细胞连接 　　D. 平滑肌细胞与神经细胞间的细胞连接

E. 感觉神经元的神经终末与骨骼肌纤维所形成的效应器

【正确答案】C

【易错答案】D

【答案分析】此题考查要点是运动终板的定义。运动终板指分布在骨骼肌纤维处的运动神经末梢，又称躯体运动神经末梢。而分布于心肌、内脏及血管平滑肌和腺体等处的运动神经末梢，为内脏运动神经末梢。

9. 关于周围神经系统的有髓神经纤维的描述，下列哪项是错误的（　　　）

A. 由神经元轴突（或长树突）和其外面包绕的施万细胞构成

B. 髓鞘由施万细胞胞膜包绕轴突（或长树突）形成

C. 郎飞结处轴突（或长树突）裸露

D. 一个施万细胞包绕形成一个结间体

E. 一个施万细胞参与多条有髓神经纤维的形成

【正确答案】E

【易错答案】A、B、C、D

【答案分析】此题考查要点是周围神经系统有髓神经纤维的结构组成。在周围神经系统中，一个施万细胞参与一条有髓神经纤维的一个结间体形成。一个施万细胞可包裹多个轴突形成无髓神经纤维。注意有髓神经纤维与无髓神经纤维虽然均与施万细胞有关，但形成方式不同。

（二）多选题

1. 有关神经元的描述，正确的是（　　　）

A. 胞体大小差异较大　　　　　　　B. 突起长短不一

C. 胞质内有神经原纤维和尼氏体　　D. 核大而圆，位于周边，核仁明显

E. 部分神经元具有内分泌功能

【正确答案】ABCE

【易错答案】D

【答案分析】此题考查要点是神经元的形态结构及功能。神经元形态多样，神经元细胞核位于胞体中央，大而圆，染色浅，核仁明显。胞质内有神经原纤维和尼氏体两种特征性的结构；有些神经元还具有内分泌功能。

2. 中枢神经系统的神经胶质细胞包括（　　　）

A. 星形胶质细胞　　　　B. 少突胶质细胞　　　　C. 施万细胞

D. 室管膜细胞　　　　　E. 卫星细胞

【正确答案】ABD

【易错答案】C

【答案分析】此题考查要点是神经胶质细胞的分类。中枢神经系统的神经胶质细胞包括星形胶质细胞、少突胶质细胞、小胶质细胞、室管膜细胞。施万细胞和卫星细胞属于周围神经系统的神经胶质细胞。容易记混，记住周围神经系统的神经胶质细胞的记忆技巧为"施万、卫星为周围"。

3. 化学突触由下列哪些结构组成（　　　）

A. 突触前成分　　　　　B. 突触后成分　　　　　C. 突触间隙

D. 紧密连接　　　　　　E. 缝隙连接

【正确答案】ABC

【易错答案】E

【答案分析】此题考查要点为化学突触的结构组成。突触由突触前成分、突触后成分、突触间隙三部分组成。记忆技巧为"突触前后＋间隙"。

4. 关于神经元突起的描述，下列哪些是正确的（　　　）

A. 突起可分为树突和轴突　　　　　B. 树突可有多个，而轴突仅有 1 个

C. 突起内均含有神经原纤维　　　　D. 轴突能合成蛋白质和神经递质

E. 树突表面有受体，可接受刺激

【正确答案】ABCE

【易错答案】D

【答案分析】此题考查要点是神经元突起的形态结构。神经元突起可分为树突和轴突。树突

数目一个或多个；而轴突仅有 1 个；轴质内因无尼氏体和高尔基复合体，而不能合成蛋白质。

5. 属于感觉神经末梢的是（　　　）

A. 游离神经末梢　　　　　　　B. 环层小体　　　　　　　C. 触觉小体

D. 肌梭　　　　　　　　　　　E. 运动终板

【正确答案】ABCD

【易错答案】E

【答案分析】此题考查要点是感觉神经末梢的组成。感觉神经末梢包括游离神经末梢和有被囊神经末梢（触觉小体、环层小体、肌梭）。运动终板为运动神经末梢。

6. 与有髓神经纤维髓鞘形成有关的神经胶质细胞是（　　　）

A. 星形胶质细胞　　　　　　　B. 少突胶质细胞　　　　　　C. 小胶质细胞

D. 室管膜细胞　　　　　　　　E. 施万细胞

【正确答案】BE

【易错答案】A

【答案分析】此题考查要点是构成有髓神经纤维髓鞘的神经胶质细胞。参与神经纤维构成的神经胶质细胞，在中枢和周围神经系统中分别为少突胶质细胞和施万细胞。记忆难点是易将小胶质细胞和少突胶质细胞记混。

7. 与周围神经有髓神经纤维有关的结构是（　　　）

A. 髓鞘是由施万细胞包卷轴突（或长树突）而形成

B. 每个结间体有两个施万细胞包卷

C. 郎飞结处有薄层髓鞘

D. 电镜下，髓鞘呈明暗相间的板层状

E. 轴突越粗，髓鞘越厚，结间体越长

【正确答案】ADE

【易错答案】C

【答案分析】此题考查要点是周围神经系统有髓神经纤维的结构。周围神经系统的有髓神经纤维可见轴突外有节段状包裹的髓鞘，每一节段称结间体，两结间体之间呈弧形缩窄区称郎飞结。郎飞结处无髓鞘，仅有裸露的轴膜。髓鞘是由施万细胞呈同心圆包卷轴突而成。一个施万细胞参与一条有髓神经纤维的一个结间体形成。有髓神经纤维的轴突越粗，其髓鞘也越厚，结间体越长，神经冲动跳跃的距离便越大，传导速度越快。

8. 有关化学突触正确的是（　　　）

A. 突触前成分内有突触小泡　　　　　　　B. 突触间隙宽为 15~30nm

C. 突触的结构包括突触前膜、突触后膜两部分　　　D. 突触前膜上有钙离子通道

E. 突触后膜上有受体

【正确答案】ABDE

【易错答案】C

【答案分析】此题考查要点是化学突触的电镜结构。突触由突触前成分、突触后成分、突触间隙3部分组成。记忆技巧为"突触前后＋间隙"。突触前膨大为轴突末端膨大部分，其轴质内有突触小泡和微管、微丝等。小泡内含神经递质或调质。突触前膜上有钙离子通道，突触后膜上有特异性受体。

（三）简答题

简述神经元胞体的结构。

【正确答案】神经元胞体是神经元营养代谢的中心。胞体大小不等，形态各异。其细胞膜为单位膜结构，膜上有多种膜蛋白（离子通道或受体等），属可兴奋膜，具有接受刺激、传导冲动的功能。其细胞核大而圆，居中，着色浅，核膜明显，核仁清晰。细胞质中含有一些特殊的细胞器和包含物；电镜下尼氏体由密集排列的粗面内质网和游离核糖体构成，具有合成蛋白质的功能；神经原纤维是神经元的细胞骨架，由神经丝和神经微管集合成束构成，参与物质运输。

【答案分析】此题考查要点是神经元胞体的结构特点。神经元由胞体和突起两部分组成。胞体应从细胞膜、细胞核、细胞质三方面简述结构特点。如神经元细胞核居中、大、圆、浅，核仁明显。记忆技巧为"神经元细胞核像眼睛，大、圆、色浅、核仁显"。胞质主要简述尼氏体和神经原纤维。

（四）论述题

试述突触的定义、分类及电镜结构。

【正确答案】突触是神经元与神经元之间或神经元与效应细胞（肌细胞或腺细胞）之间特化的细胞连接，可分为电突触和化学性突触两类。

（1）化学性突触：电镜下由3部分组成。1）突触前成分：一般是前一个神经元的轴突终末膨大部分，有突触小泡、线粒体。与下一个神经元接触部位的细胞膜为突触前膜。2）突触后成分：是后一神经元或效应细胞与突触前成分相对应的局部区域。该处的细胞膜增厚，为突触后膜，含有能与神经递质特异性结合的受体。3）突触间隙：是突触前膜与突触后膜之间的狭窄间隙。

（2）电突触：即缝隙连接。

【答案分析】此题重点考查知识点突触。突触是神经组织的重点内容，其概念要明确，尤其是与效应细胞的关系。

第六章　神经系统

◎ **重点** ◎

1. 神经系统的组成
2. 大脑皮质的分层和几种主要的神经元
3. 小脑皮质的分层和几种主要的神经元
4. 脊髓灰质的形态结构特点
5. 血脑屏障的组织结构及功能意义

◎ **难点** ◎

1. 大脑皮质神经元的联系
2. 小脑皮质神经元的联系

常见试题

（一）单选题

1. 在中枢神经系统中，神经元胞体集中的结构称为（　　　）

A. 神经核　　　　　　　　　　B. 灰质　　　　　　　　　　C. 神经节

D. 神经丛　　　　　　　　　　E. 髓质

【正确答案】B

【易错答案】C

【答案分析】此题考查要点为灰质。在中枢神经系统内，神经元胞体和树突集中的区域色泽灰暗，故称灰质；白质内的灰质团块为神经核。在周围神经系统内，神经元胞体集中的区域，为神经节。

2. 构成大脑皮质的多极神经元是（　　　）

A. 锥体细胞，星形细胞与浦肯野细胞　　　B. 锥体细胞，篮状细胞与浦肯野细胞

C. 锥体细胞，高尔基细胞与颗粒细胞　　　D. 锥体细胞，高尔基细胞与梭形细胞

E. 锥体细胞，颗粒细胞与梭形细胞

【正确答案】E

【易错答案】A

【答案分析】此题考查要点为大脑皮质的多极神经元。大脑皮质的神经元分为锥体细胞、颗

粒细胞、梭形细胞；小脑皮质内的神经元有浦肯野细胞、颗粒细胞、星形细胞、篮状细胞和高尔基细胞。组成大脑皮质和小脑皮质的神经元很容易混淆，是记忆的难点。

3. 以下哪一器官含假单极神经元（　　　）

A. 脑、脊神经节　　　　　　B. 自主神经节　　　　　　C. 大脑皮质

D. 小脑皮质　　　　　　　　E. 脊髓灰质

【正确答案】A

【易错答案】B

【答案分析】此题考查要点为假单极神经元。脑、脊神经节节细胞为假单极神经元，自主神经节节细胞为多极神经元。

4. 在周围神经系统中，神经元胞体集中的结构称为（　　　）

A. 白质　　　　　　　　　　B. 神经核　　　　　　　　C. 神经节

D. 皮质　　　　　　　　　　E. 髓质

【正确答案】C

【易错答案】B

【答案分析】此题考查要点为神经节。在周围神经系统内，神经元胞体集中的区域，为神经节。中枢神经系统白质内的灰质团块为神经核。

5. 大脑皮质由浅入深依次是（　　　）

A. 分子层，外锥体细胞层，内锥体细胞层，多形细胞层，外颗粒层和内颗粒层

B. 分子层，内锥体细胞层，外锥体细胞层，多形细胞层，外颗粒层和内颗粒层

C. 分子层，外颗粒层，外锥体细胞层，内颗粒层，内锥体细胞层和多形细胞层

D. 外锥体细胞层，外颗粒层，内锥体细胞层，内颗粒层和多形细胞层

E. 多形细胞层，内颗粒层，内锥体细胞层，外颗粒层，外锥体细胞层，分子层

【正确答案】C

【易错答案】B

【答案分析】此题考查要点为大脑皮质分层。大脑皮质由浅入深依次是分子层、外颗粒层、外锥体细胞层、内颗粒层、内锥体细胞层和多形细胞层。分层顺序是记忆的难点。记忆技巧为"浅分子，深多形，中间颗粒＋锥体"。

6. 浦肯野细胞分布在（　　　）

A. 大脑皮质　　　　　　　　B. 小脑皮质　　　　　　　C. 脊髓灰质

D. 脊神经节　　　　　　　　E. 自主神经节

【正确答案】B

【易错答案】A

【答案分析】此题考查要点为浦肯野细胞的分布。浦肯野细胞是小脑皮质中的神经元。大脑皮质的神经元分为锥体细胞、颗粒细胞、梭形细胞。

7.小脑皮质颗粒层中的细胞有（　　　）

A.颗粒细胞和高尔基细胞　　　　B.星形细胞和颗粒细胞　　　　C.星形细胞和篮状细胞

D.高尔基细胞和篮状细胞　　　　E.水平细胞和星形细胞

【正确答案】A

【易错答案】C

【答案分析】此题考查要点为小脑皮质颗粒层的细胞组成。小脑皮质颗粒层由密集的颗粒细胞和一些高尔基细胞组成。大脑皮质外颗粒层有大量星形细胞和少量小型锥体细胞；内颗粒层有大量星形细胞。

8.小脑皮质可分为3层，由外向内分别是（　　　）

A.分子层、锥体细胞层和颗粒层　　　　　　B.分子层、颗粒层和浦肯野细胞层

C.分子层、浦肯野细胞层和节细胞层　　　　D.分子层、浦肯野细胞层和颗粒层

E.颗粒层、浦肯野细胞层和分子层

【正确答案】D

【易错答案】B

【答案分析】此题考查要点为小脑皮质的分层。小脑皮质从表及里呈现明显的3层，即分子层、浦肯野细胞层和颗粒层。分层顺序是记忆的难点。记忆技巧为"浅分子，深颗粒，中间浦肯野参与"。

（二）多选题

1.小脑皮质的神经元有（　　　）

A.锥体细胞　　　　　　B.篮状细胞　　　　　　C.颗粒细胞

D.浦肯野细胞　　　　　E.高尔基细胞

【正确答案】BCDE

【易错答案】A

【答案分析】此题考查要点为小脑皮质神经元的种类。小脑皮质的神经元有5种，即浦肯野细胞、颗粒细胞、星形细胞、篮状细胞和高尔基细胞。锥体细胞是大脑皮质内的主要投射神经元。

2.大脑皮质的神经元包括（　　　）

A.浦肯野细胞　　　　　B.梭形细胞　　　　　　C.颗粒细胞

D.锥体细胞　　　　　　E.高尔基细胞

【正确答案】BCD

【易错答案】E

【答案分析】此题考查要点为大脑皮质神经元的种类。大脑皮质的神经元按细胞的形态分为锥体细胞、颗粒细胞、梭形细胞3种。小脑皮质的神经元有5种，即浦肯野细胞、颗粒细胞、星形细胞、篮状细胞和高尔基细胞。

3. 关于大脑皮质下列哪些是正确的（　　　）

A. 大脑皮质的传出神经元主要是锥体细胞和梭形细胞

B. 一般可分为 6 层

C. 第 1~4 层主要接受传入信息

D. 投射纤维主要起自第 5 层的锥体细胞和第 6 层的大梭形细胞

E. 分子层内无神经元

【正确答案】ABCD

【易错答案】E

【答案分析】此题考查要点为大脑皮质的结构特点。大脑皮质分子层较薄，神经细胞小而少，主要是水平细胞和星形细胞。

4. 脊髓灰质内有（　　　）

A. 前角运动神经元　　　　　　　　　　　B. 后角内有束细胞

C. 胸腰段脊髓侧角内有内脏运动神经元　　D. 前角内的浦肯野细胞

E. 锥体细胞

【正确答案】ABC

【易错答案】D

【答案分析】此题考查要点为脊髓灰质的结构特点。锥体细胞是大脑皮质内的主要神经元，浦肯野细胞是小脑皮质中的神经元。

5. 关于小脑浦肯野细胞的描述中，哪些正确（　　　）

A. 是小脑皮质中唯一的传出神经元　　　B. 浦肯野细胞胞体小，呈星形

C. 是小脑皮质中体积最大的细胞　　　　D. 主树突四周分支繁多，形如扇形

E. 底部发出轴突伸入髓质

【正确答案】ACDE

【易错答案】B

【答案分析】此题考查要点为小脑浦肯野细胞的结构特点。浦肯野细胞体积很大，胞体呈梨形。

6. 关于小脑皮质下列哪些是正确的（　　　）

A. 小脑皮质从表及里呈现明显的 3 层

B. 分子层位于表层，较薄

C. 由外向内分别是分子层、浦肯野细胞层和节细胞层

D. 由外向内分别是分子层、浦肯野细胞层和颗粒层

E. 由外向内分别是节细胞层、分子层和浦肯野细胞层

【正确答案】AD

【易错答案】B

【答案分析】此题考查要点为小脑皮质。小脑皮质从表及里呈现明显的 3 层，即分子层、浦

肯野细胞层和颗粒层。分子层较厚。

（三）简答题

简述大脑皮质分层。

【正确答案】大脑皮质的神经元除大脑个别区域外，从皮质的浅部到深部一般可分为 6 层，依次为分子层、外颗粒层、外锥体细胞层、内颗粒层、内锥体细胞层和多形细胞层。

（1）分子层：神经元小而少，主要是水平细胞和星形细胞。

（2）外颗粒层：主要由许多星形细胞和少量小型锥体细胞构成。

（3）外锥体细胞层：较厚，由许多中、小型锥体细胞和星形细胞组成。

（4）内颗粒层：细胞密集，多数是星形细胞。

（5）内锥体细胞层：主要由中型和大型锥体细胞组成。

（6）多形细胞层：以梭形细胞为主。

【正确分析】此题注意大脑皮质分层是从皮质的浅部到深部可分为 6 层。同时将大脑皮质分层与小脑皮质的分层对比记忆效果更好。

第七章　循环系统

◎ **重点** ◎

1. 心壁的一般结构

2. 动脉管壁的一般结构

3. 毛细血管的分类、结构及分布

◎ **难点** ◎

1. 大、中、小动脉的结构特点及功能

2. 毛细血管的分类及结构特点

3. 心脏传导系统的组成及细胞类型

常见试题

（一）单选题

1. 心瓣膜的结构特点是（　　　）

A. 表面衬一层间皮细胞，中心为致密的结缔组织

B. 表面衬一层间皮细胞，中心为软骨组织

C. 表面衬一层内皮细胞，中心为致密结缔组织

D. 表面衬一层内皮细胞，中心为软骨组织

E. 表面衬一层内皮细胞，中心为心肌膜成分

【正确答案】C

【易错答案】A、E

【答案分析】此题考查要点是心瓣膜的结构。心瓣膜表面为内皮，内部为致密结缔组织。故答案选C。选A项者是内皮、间皮概念不清；选E项者是对心瓣膜概念不清。

2. 浦肯野纤维分布于（　　　）

A. 内皮下层　　　　　　　B. 心室的心内膜下层　　　　　　C. 心内膜

D. 心外膜　　　　　　　　E. 内皮

【正确答案】B

【易错答案】C

【答案分析】此题考查要点是浦肯野纤维的分布位置。浦肯野纤维组成房室束及其分支，位

于心室的心内膜下层。故答案选 B。

3. 针对心脏传导系统的描述，哪一项是错误的（　　　）

A. 心脏传导系统由特殊的心肌纤维形成

B. 心脏传导系统包括窦房结、房室结、房室束及其分支

C. 心脏传导系统均位于心内膜下层

D. 心脏传导系统的功能是协调心房和心室按一定节律收缩

E. 心脏传导系统中，窦房结位于右心房心外膜深部

【正确答案】C

【易错答案】E

【答案分析】此题考查要点是心脏传导系统。心脏传导系统包括窦房结、房室结、房室束、位于室间隔两侧的左右房室束分支以及分布到心室乳头肌和心室壁的许多细支。窦房结位于右心房外膜深部，其余部分都分布在心内膜下层。故答案选 C。

4. 血管壁的一般组织结构可分为（　　　）

A. 内皮、中膜、外膜　　　　　B. 内皮、内弹性膜、外膜　　　　C. 内弹性膜、中膜、外膜

D. 内膜、中膜、外膜　　　　　E. 内膜、中膜、外弹性膜

【正确答案】D

【易错答案】A

【答案分析】此题考查要点是血管壁的一般组织结构。血管的管壁结构可分为内膜、中膜和外膜 3 层。有时同学一看此题简单，所以不认真，常把 A 选项作为正确答案。

5. 以下关于 W-P 小体的描述哪项是错误的（　　　）

A. 仅见于血管内皮细胞内　　　B. 外包单位膜　　　　　　　　C. 杆状

D. 起物质合成、储存作用　　　E. 是细胞吞噬后形成的结构

【正确答案】E

【易错答案】A

【答案分析】此题考查要点是 W-P 小体。W-P 小体是内皮细胞特有的细胞器，外包单位膜，呈杆状。一般认为它是合成和储存与凝血有关的第Ⅷ因子相关抗原的结构。故答案应选 E。

6. 内弹性膜位于（　　　）

A. 内膜与外膜之间　　　　　　B. 中膜　　　　　　　　　　　C. 外膜

D. 内膜与中膜之间　　　　　　E. 中膜与外膜之间

【正确答案】D

【易错答案】A

【答案分析】此题考查要点是内弹性膜的位置。血管壁的结构由内向外由内膜、中膜和外膜构成。内膜又由内向外分为内皮、内皮下层和内弹性膜。因此内弹性膜位于内膜和中膜之间。

故答案应选 D。选 A 者多误认为内弹性膜位于内膜与外膜之间，忽略了中膜。

7. 关于大动脉的结构特征哪项是错误的（　　　）

A. 内皮下层含平滑肌细胞　　　　B. 中膜主要由大量的弹性膜构成

C. 外膜中有营养血管　　　　　　D. 外膜厚，外弹性膜不明显

E. 内膜与中膜分界不明显

【正确答案】D

【易错答案】A

【答案分析】此题考查要点是大动脉的结构。大动脉各层结构特点：内膜内皮下有较厚的内皮下层，其中除含有胶原纤维和弹性纤维外，还有一些平滑肌细胞。内弹性膜与中膜的弹性纤维相连，内膜与中膜无明显分界。中膜很厚，主要由 40~70 层弹性膜构成，弹性膜之间有环行平滑肌以及少量胶原纤维和弹性纤维。外膜较薄，由结缔组织构成，有营养血管、淋巴管和神经分布，外弹性膜与中膜的弹性膜相连，分界不清。故答案应选 D。

8. 关于中动脉哪项是错误的（　　　）

A. 内弹性膜不明显　　　　B. 中膜大量环形平滑肌　　　　C. 外弹性膜明显

D. 又称肌性动脉　　　　　E. 有调节各器官血流量的作用

【正确答案】A

【易错答案】E

【答案分析】此题考查要点是中动脉的典型结构特点。中动脉各层结构特点：内膜内皮下层较薄，在与中膜交界处有一层明显的呈波纹状走行的内弹性膜。中膜较厚，由 10~40 层环行平滑肌纤维组成，肌纤维间夹杂有弹性纤维和胶原纤维，平滑肌的舒缩可控制管径的大小，调节器官血流量。外膜由疏松结缔组织构成，除有营养血管外，还有较多的神经纤维伸入到中膜的平滑肌，调节血管的舒缩。多数中动脉的中膜和外膜交界处有明显的外弹性膜。故答案应选 A。选 E 项者未将结构与功能联系起来。

9. 周细胞分布于（　　　）

A. 毛细血管基膜外　　　　B. 微动脉的内皮外　　　　C. 小静脉的内皮外

D. 小动脉的内皮与基膜间　　　　E. 毛细血管内皮与基膜间

【正确答案】E

【易错答案】A、D

【答案分析】此题考查要点是周细胞的分布位置。毛细血管管壁主要由一层内皮细胞和基膜组成，在内皮细胞与基膜间可散在分布有数量不等的周细胞。故答案应选 E。

10. 有孔毛细血管与连续毛细血管的主要区别是（　　　）

A. 内皮细胞为连续的　　　　B. 胞质薄，有许多小孔　　　　C. 胞质内含吞饮小泡

D. 内皮外周细胞少　　　　　E. 基膜薄而连续

【正确答案】B

【易错答案】A、E

【答案分析】此题考查要点是不同毛细血管的分类依据。连续毛细血管内皮细胞为连续的，内皮无窗孔，胞质内含较多吞饮小泡；有孔毛细血管的特点是内皮细胞不含核的部分极薄，有许多贯穿胞质的内皮窗孔。故答案应选B。选A或E项者，对两类毛细血管的重要不同点混淆不清。

11. 对连续毛细血管的描述，哪一项是正确的（　　　）

A. 内皮细胞质含少量吞饮小泡，内皮细胞间有紧密连接，基膜完整

B. 内皮细胞质含许多吞饮小泡，内皮细胞间有紧密连接，基膜完整

C. 内皮细胞质含许多吞饮小泡，内皮细胞间有间隙，基膜完整

D. 内皮细胞质含许多吞饮小泡，内皮细胞间有紧密连接，基膜不完整

E. 内皮细胞质含少量吞饮小泡，内皮细胞间有间隙，基膜完整

【正确答案】B

【易错答案】A

【答案分析】此题考查要点是连续毛细血管的结构特点。连续毛细血管内皮细胞相互连续，细胞间有紧密连接，胞质中大量的吞饮小泡，基膜完整。主要通过内皮细胞吞饮小泡来完成血液与组织液间的物质交换。故答案应选B。选A项者，对连续毛细血管的功能完成与吞饮小泡之间的关系不清楚。

12. 关于血窦的描述何者为错（　　　）

A. 管腔大、管壁薄　　　　B. 形状不规则　　　　C. 内皮细胞间隙大

D. 基膜不连续　　　　E. 吞饮小泡多

【正确答案】E

【易错答案】B

【答案分析】此题考查要点是血窦的结构。血窦的特点是管腔大，形状不规则，内皮细胞间隙较大，或有窗孔，基膜不连续，甚至无基膜。因此，血窦的物质交换是通过内皮细胞的窗孔和细胞间隙进行的，而不是吞饮小泡。故答案应选E。

13. 连续毛细血管主要分布于（　　　）

A. 中枢神经系统　　　　B. 胃肠黏膜　　　　C. 内分泌腺

D. 肝、脾　　　　E. 肾

【正确答案】A

【易错答案】B、C、D、E

【答案分析】此题考查要点是连续毛细血管的分布。连续毛细血管分布在结缔组织、肌组织、中枢神经系统、胸腺和肺等处，它参与了血脑屏障结构的组成。故答案应选A。有孔毛细血管主要存在于胃肠黏膜、肾血管球、某些内分泌腺等处。窦状毛细血管主要分布于肝、脾、骨髓和某些内分泌腺中。

（二）多选题

1. 心内膜的组成结构有（　　　）

A. 内皮　　　　　　　　　B. 固有层　　　　　　　　　C. 内皮下层

D. 内膜下层　　　　　　　E. 心内膜下层

【正确答案】ACE

【易错答案】B、D

【答案分析】此题考查要点是心内膜的结构。心内膜由内皮、内皮下层和心内膜下层构成。故答案应选ACE。B项是消化管等管壁的结构。D项是干扰项。

2. 属于心脏传导系统的细胞是（　　　）

A. 起搏细胞　　　　　　　B. 移行细胞　　　　　　　　C. 心室肌细胞

D. 浦肯野纤维　　　　　　E. 心房肌细胞

【正确答案】ABD

【易错答案】C、E

【答案分析】此题考查要点是心脏传导系统的细胞组成。心脏传导系统的细胞类型主要有3种，分别为起搏细胞、移行细胞和浦肯野纤维。故答案应选ABD。C、E项为干扰项。

3. 有关大动脉的描述，哪些正确（　　　）

A. 中膜主要由数十层弹性膜构成　　　B. 中膜主要由数十层环行平滑肌构成

C. 属于肌性动脉　　　　　　　　　　D. 管壁分内膜、中膜和外膜

E. 三层分界不清楚

【正确答案】ADE

【易错答案】B、C

【答案分析】此题考查要点是大动脉的结构。大动脉管壁由内向外分3层，分别为内膜、中膜和外膜。中膜主要由40~70层弹性膜构成，因此又称弹性膜。中膜的弹性膜和内膜的内弹性膜及外膜的外弹性膜相邻，因此三层分界不清楚。故答案应选ADE。B项为干扰项，C项指的是中、小动脉，它们属于肌性动脉。

4. 有关毛细血管的描述，哪些正确（　　　）

A. 管径最细的血管　　　　　　　　　B. 在体内分布最广

C. 在各器官内的疏密程度大致相同　　D. 是血液与组织细胞间进行物质交换的主要部位

E. 由内皮和基膜组成

【正确答案】ABDE

【易错答案】C

【答案分析】此题考查要点是毛细血管。毛细血管是管径最细、分布最广的血管，是血液与周围组织进行物质交换的主要部位。其管壁很薄，由一层内皮细胞和基膜组成。在代谢旺盛的组织和器官如骨骼肌、心肌、肺、肾和许多腺体，毛细血管网密集；在代谢较低的组织或器官

如骨、肌腱和韧带等，毛细血管网则较稀疏。故答案应选 ABDE。

5. 关于连续毛细血管描述，哪些正确（　　　）

A. 内皮细胞间连接紧密　　　　B. 基膜完整

C. 参加血 – 脑屏障的组成　　　　D. 内皮细胞中的 W–P 小体尤其丰富

E. 内皮细胞胞质内有大量的吞饮小泡

【正确答案】ABCE

【易错答案】D

【答案分析】此题考查要点是连续毛细血管的结构。连续毛细血管特点是内皮细胞间有紧密连接结构，基膜完整，胞质中有大量吞饮小泡。此型毛细血管分布于结缔组织、肌组织、肺和中枢神经系统等处，因此参与血 – 脑屏障的组成。故答案应选 ABCE。答案 D 中的 W–P 小体是内皮细胞的特有的细胞器，其功能是合成和储存与凝血有关的第Ⅷ因子相关抗原的结构，因此在动脉的内皮细胞丰富。

6. 关于窦状毛细血管的描述，哪些正确（　　　）

A. 管腔大而形状不规则　　　　B. 内皮细胞间隙较大　　　　C. 大分子或血细胞可进出

D. 也称血窦　　　　E. 不同器官内其结构基本相同

【正确答案】ABCD

【易错答案】E

【答案分析】此题考查要点是窦状毛细血管。窦状毛细血管也称血窦，其特点是管腔大，形状不规则，内皮细胞间隙较大，或有窗孔，基膜不连续，甚至无基膜，易化了大分子物质或血细胞出入血液。血窦主要分布于肝、脾、骨髓和某些内分泌腺，且不同器官内的血窦结构有较大差别。故答案应选 ABCD。

（三）简答题

1. 简述中动脉管壁的一般结构。

【正确答案】中动脉管壁的主要成分为平滑肌，故又称肌性动脉，其管壁由内向外分 3 层，分别为内膜、中膜、外膜。

（1）内膜：是 3 层中最薄的一层，由内皮、内皮下层和内弹性膜组成。内皮光滑，内皮下层由薄层结缔组织构成，内弹性膜是一层由弹性蛋白构成的膜。

（2）中膜：比较厚，主要由 10~40 层环行平滑肌组成。此处平滑肌纤维能产生结缔组织的基质和纤维。

（3）外膜：厚度约与中膜相仿。外膜主要由结缔组织构成，在与中膜交界处有外弹性膜，但不如内弹性膜明显。

【答案分析】此题重点考查中动脉管壁的结构。中动脉管壁的结构特点在中膜的 10~40 层环行平滑肌。另外注意内、外弹性膜的位置及结构特点。

2. 静脉的形态结构特点。

【正确答案】与同等大小的动脉相比,静脉有以下特点:1)管径大、管壁薄,管腔形状不规则;2)管壁中结缔组织成分较多；3）内、中、外三层膜分解不明显；4）管壁结构变异大；5）有静脉瓣结构。

【答案分析】此题重点考查静脉的结构特点。此题回答要点是静脉与同等大小的动脉相比,其具有的结构特点。不需赘述各型静脉管壁结构。

（四）论述题

论述毛细血管的分类、结构特点及分布。

【正确答案】光镜下观察，各种组织和器官中的毛细血管结构相似。但在电镜下，根据内皮细胞等结构的不同，可将毛细血管分为3类。

（1）连续毛细血管：管壁由一层连续的内皮细胞组成，相邻内皮细胞间有紧密连接，内皮的基底面有完整基膜。胞质内含大量质膜小泡（吞饮小泡），连续毛细血管分布于结缔组织、肌组织、肺和中枢神经系统等处。

（2）有孔毛细血管：似连续毛细血管都具有一层紧密相连的内皮和连续的基膜。但有孔毛细血管主要的特征是内皮细胞不含核的部分极薄，有许多贯通细胞的小孔，有些小孔有很薄的隔膜封闭。胞质内质膜小泡较少。有孔毛细血管见于胃肠黏膜、某些内分泌腺、肾血管球等处。

（3）血窦：管腔较大，形状不规则，其直径可达 $30\sim40\mu m$。内皮之间常有较大的间隙。不同器官内的血窦结构常有较大差别，有些血窦的内皮细胞有孔，有的血窦内皮外有连续的基膜，有的基膜不完整甚至阙如。血窦主要分布于肝、脾、红骨髓和部分内分泌腺。

【答案分析】此题重点考查毛细血管的结构。光镜下毛细血管结构相似，无法分类。只有在电镜下，可将毛细血管分为3类。注意区分比较3类毛细血管的内皮细胞、基膜、分布的异同。

第八章 免疫系统

◎ **重点** ◎

1. 单核吞噬细胞系统概念、组成
2. 淋巴组织的概念、分类及其特点
3. 淋巴结、脾的结构与功能

◎ **难点** ◎

1. 淋巴结与脾结构功能的异同点
2. 淋巴细胞再循环的概念
3. 胸腺的结构与功能

常见试题

（一）单选题

1. B 淋巴细胞的描述，正确的是（　　　）

A. 在胸腺内发育　　　　　B. 可区分出三大不同功能的亚群　　　C. 参与细胞免疫

D. 能产生抗体　　　　　　E. 分布在淋巴结皮质的副皮质区等

【正确答案】D

【易错答案】A、B、C

【答案分析】此题考查要点是 B 淋巴细胞。B 淋巴细胞在骨髓内发育，通过产生抗体参与体液免疫，故答案应选 D。其他项均与 T 细胞有关，如在胸腺内发育，参与细胞免疫，T 细胞分为 3 个亚群，分别为细胞毒性 T 细胞、辅助性 T 细胞、抑制性 T 细胞；淋巴结皮质的副皮质区为弥散淋巴组织，以 T 细胞为主构成。

2. 不属于单核吞噬细胞系统的是（　　　）

A. 肺泡吞噬细胞　　　　　B. 浆膜腔的巨噬细胞　　　　C. 肝血窦的内皮细胞

D. 神经系统的小胶质细胞　　E. 破骨细胞

【正确答案】C

【易错答案】A、B、D、E

【答案分析】此题考查要点是单核吞噬细胞系统的组成。单核吞噬细胞系统包括血液中的单核细胞、结缔组织和淋巴组织中的巨噬细胞、骨组织的破骨细胞、神经组织中的小胶质细胞、肝的巨噬细胞、肺的巨噬细胞、皮肤的朗格汉斯细胞等。故答案应选C。

3. 关于淋巴组织，哪一项是错误的（　　　）

A. 以网状组织构成网状支架　　　　　B. 网孔中分布着少量造血干细胞及各级造血细胞

C. 网孔中分布大量淋巴细胞　　　　　D. 可见少量交错突细胞及树突状细胞

E. 可分为弥散淋巴组织、淋巴小结两种类型

【正确答案】B

【易错答案】A、C、D、E

【答案分析】此题考查要点是淋巴组织的构成、分类。淋巴组织以网状组织为支架，网孔中充满了大量的淋巴细胞及其他免疫细胞，从结构上可区分为弥散淋巴组织和淋巴小结两种。故答案应选B。

4. 中枢淋巴器官的特点，正确的是（　　　）

A. 较周围淋巴器官发生晚　　　　B. 包括淋巴结和脾

C. 主要进行免疫应答　　　　　　D. 淋巴细胞的分化发育不受抗原直接影响

E. 无抗原刺激时这些淋巴器官较小，受抗原刺激后则迅速增大

【正确答案】D

【易错答案】C

【答案分析】此题考查要点是中枢淋巴器官。中枢淋巴器官包括胸腺和骨髓。人在出生前数周，T细胞和B细胞已输送到外周淋巴器官和淋巴组织。其发生和功能不受抗原刺激的影响。故答案应选D。

5. 血－胸腺屏障的血管周隙内常有（　　　）

A. 胸腺细胞　　　　　　　B. 成纤维细胞　　　　　　　C. 巨噬细胞

D. 白细胞　　　　　　　　E. 以上都不对

【正确答案】C

【易错答案】A、E

【答案分析】此题考查要点是血－胸腺屏障的血管周隙。血－胸腺屏障的血管周隙内含巨噬细胞。故答案应选C。选A或E等项为基本概念不清。

6. 胸腺上皮细胞的主要功能是（　　　）

A. 形成网状纤维，构成胸腺支架　　　B. 吞噬抗原，保护胸腺细胞

C. 分泌细胞因子，促进巨噬细胞功能　　D. 向胸腺细胞传递抗原

E. 分泌胸腺激素，培育T淋巴细胞

【正确答案】E

【易错答案】B、C、D

【答案分析】此题考查要点是胸腺上皮细胞的功能。胸腺上皮细胞又称上皮性网状细胞，能分泌胸腺素和胸腺生成素，为胸腺细胞发育所必须。故答案应选E。选B、C、D项者对胸腺上

皮细胞的主要功能概念不清。A 项为结构。

7. 胸腺小体位于胸腺（　　　）

A. 皮质和髓质　　　　　　　B. 髓质　　　　　　　　C. 皮质

D. 皮质与髓质交界处　　　　E. 小叶间隔内

【正确答案】B

【易错答案】A、C、D、E

【答案分析】此题考查要点是胸腺小体的位置。胸腺小体是胸腺髓质的特征性结构，直径 30~150μm，散在分布，由胸腺上皮细胞呈同心圆状排列而成。故答案应选 B。选其他项者对胸腺小体理解有欠缺。

8. 不属于淋巴结皮质结构的是（　　　）

A. 淋巴小结　　　　　　　　B. 动脉周围淋巴鞘　　　C. 副皮质区

D. 淋巴窦　　　　　　　　　E. 小梁

【正确答案】B

【易错答案】E

【答案分析】此题考查要点是淋巴结皮质的结构。淋巴结皮质由淋巴小结、副皮质区、皮质淋巴窦构成。小梁由被膜的结缔组织深入皮质内起支架作用。动脉周围淋巴鞘为脾脏白髓中的结构。故答案应选 B。

9. 淋巴结内 T 淋巴细胞主要存在于（　　　）

A. 淋巴小结中央部　　　　　B. 皮质浅层　　　　　　C. 髓索

D. 皮质深层及淋巴小结之间　E. 小梁

【正确答案】D

【易错答案】A、B、C、E

【答案分析】此题考查要点是淋巴结内 T 淋巴细胞存在位置。弥散淋巴组织以 T 细胞为主，淋巴结皮质的副皮质区（深层皮质）及浅层皮质的淋巴小结之间为弥散淋巴组织。故答案应选 D。选其他项者，对淋巴结中 T 细胞和 B 细胞的分布位置不清。皮质浅层的淋巴小结及髓索均以 B 细胞为主。

10. 淋巴结内毛细血管后微静脉主要分布于（　　　）

A. 浅层皮质　　　　　　　　B. 副皮质区　　　　　　C. 淋巴小结

D. 皮质和髓质交界处　　　　E. 髓索

【正确答案】B

【易错答案】A、C、D、E

【答案分析】此题考查要点是毛细血管后微静脉的分布。副皮质区位于皮质深层，为较大片的弥散淋巴组织，其以 T 细胞为主，含有毛细血管后微静脉。故答案应选 B。

11. 关于副皮质区，哪项错误（　　　）

A. 为弥散淋巴组织　　　　　　　　　B. 位于淋巴小结和髓质之间

C. 含有毛细血管后微静脉　　　　　　D. 是 B 细胞聚集处

E. 细胞免疫功能活跃时，此区明显扩大

【正确答案】D

【易错答案】A、B、C、E

【答案分析】此题考查要点是淋巴结副皮质区的结构。副皮质区由弥散淋巴组织构成，位于浅层皮质和髓质之间，含有毛细血管后微静脉，以 T 淋巴细胞为主，参与细胞免疫。故答案应选 D。其他项均为副皮质区的特点。

12. 淋巴结内的胸腺依赖区是（　　　）

A. 淋巴小结生发中心　　　　B. 动脉周围淋巴鞘　　　　C. 淋巴小结

D. 副皮质区　　　　　　　　E. 小结帽

【正确答案】D

【易错答案】B

【答案分析】此题考查要点是区分不同器官的胸腺依赖区。淋巴结胸腺依赖区主要由 T 细胞组成，此外还有交错突细胞、巨噬细胞和少量 B 细胞；是位于皮质深层的弥散淋巴组织，即副皮质区。故答案应选 D。而 B 项为脾脏的胸腺依赖区。

13. 关于脾脏的结构特点，哪一项是错误的（　　　）

A. 位于血液循环途中，有滤过作用　　　B. 是成人的主要造血器官

C. 其实质分为白髓、红髓和边缘区　　　D. T 细胞主要位于动脉周围淋巴鞘

E. 脾索内含有 B 细胞、浆细胞、大量巨噬细胞和各种血细胞

【正确答案】B

【易错答案】A

【答案分析】此题考查要点是脾脏的结构与功能。成人的造血器官是红骨髓。故答案应选 B。选 A 者误认为脾脏位于淋巴循环途中，有滤过作用。

14. 组成脾白髓的结构是（　　　）

A. 边缘区和脾索　　　　　　B. 脾小结和脾索　　　　　　C. 脾索和脾窦

D. 脾索和动脉周围淋巴鞘　　E. 动脉周围淋巴鞘和脾小体

【正确答案】E

【易错答案】B

【答案分析】此题考查要点是脾白髓的组成结构。脾白髓包括动脉周围淋巴鞘和脾小体。故答案应选 E。脾索是脾红髓的结构。

15. 关于脾的功能，哪一项是错误的（　　　）

A. 清除血液中的抗原　　　　　　　B. 清除衰老的红细胞

C. 脾血窦有一定的储血功能　　　　D. 被膜和小梁的平滑肌收缩可调节脾内血流量

E. 无造血干细胞，故无造血潜能

【正确答案】E

【易错答案】A、B、C、D

【答案分析】此题考查要点是脾的功能。在人类胚胎早期的脾有造血功能，成年后，脾内仍含有少量造血干细胞，当机体严重缺血或某些病理状态下，脾可以恢复造血功能。故答案应选E。选其他项者，属于对脾功能掌握不牢。

16. 脾滤血的主要部位是（　　　）

A. 脾索和边缘区　　　　　　B. 脾小体和脾血窦　　　　C. 动脉周围淋巴鞘和脾小体

D. 边缘区和动脉周围淋巴鞘　　E. 以上均不对

【正确答案】A

【易错答案】B、E

【答案分析】此题考查要点是脾滤血的主要部位。血细胞（主要是红细胞）进入脾索变形后，穿过脾血窦内皮细胞间隙，回到血循环，因此脾的边缘区和脾索是滤血的重要结构。故答案应选A。

17. 以下哪一项不是扁桃体的特点（　　　）

A. 表面被覆复层扁平上皮，并深陷至固有层内形成隐窝

B. 上皮下及隐窝周围和被膜结缔组织内均含大量淋巴小结

C. 淋巴小结的生发中心比较明显

D. 弥散淋巴组织内可见毛细血管后微静脉

E. 上皮内常有大量的淋巴细胞侵入

【正确答案】B

【易错答案】D

【答案分析】此题考查要点是扁桃体的结构。扁桃体的上皮下及隐窝周围有许多淋巴小结及弥散淋巴组织，而被膜结缔组织内并没有。故答案应选B。

（二）多选题

1. 属于单核吞噬细胞系统的有（　　　）

A. 肺巨噬细胞　　　　　　B. 小胶质细胞　　　　　　C. 破骨细胞

D. 网状细胞　　　　　　E. 朗格汉斯巨细胞

【正确答案】ABC

【易错答案】D、E

【答案分析】此题考查要点是单核吞噬细胞系统的组成。单核细胞和由其分化而来的具有吞噬功能的细胞称为单核吞噬细胞系统。单核吞噬细胞系统包括血液中的巨噬细胞、结缔组织和淋巴组织的巨噬细胞、骨组织的破骨细胞、肝巨噬细胞和肺巨噬细胞、皮肤的朗格汉斯细胞等。故答案应选ABC。

2. T 细胞的特点是（　　　）

A. 在骨髓内受抗原的刺激而增殖分化　　　B. 外周血中的 T 细胞很少

C. 在淋巴结内，主要分布于副皮质区　　　D. 在脾内，主要分布于动脉周围淋巴鞘

E. 具有骨髓依赖性

【正确答案】CD

【易错答案】A、E

【答案分析】此题考查要点是 T 细胞。T 细胞在胸腺内发育，由胸腺产生的 T 细胞进入外周淋巴器官或淋巴组织后，保持静息状态。弥散淋巴组织以 T 细胞为主，又称之为胸腺依赖区。故答案应选 CD。选 A 项者，对中枢淋巴器官和外周淋巴器官概念不清，骨髓为中枢淋巴器官。

3. 血液内淋巴细胞进入淋巴组织的通道是（　　　）

A. 脾血窦　　　　　　　　　　　B. 淋巴结的毛细血管后微静脉

C. 脾的边缘窦　　　　　　　　　D. 胸腺小体

E. 小梁周窦

【正确答案】ABC

【易错答案】D、E

【答案分析】此题考查要点是淋巴细胞从血液进入淋巴组织的通道。弥散淋巴组织内含有毛细血管后微静脉，是淋巴细胞从血液进入淋巴组织的重要通道；脾边缘区位于白髓和红髓间的狭窄区域，内有中央动脉分支末端膨大形成的边缘窦，是淋巴细胞由血液进入淋巴组织的重要通道；脾血窦为相互连通的不规则形的窦腔，窦壁由一层平行排列的长杆状内皮细胞和不完整的基膜及环行网状纤维构成，血细胞可经内皮细胞间隙穿出血窦。故答案应选 ABC。DE 项无此功能。

4. 淋巴结的功能包括（　　　）

A. 清除淋巴中的抗原物质　　　B. 免疫应答　　　C. 淋巴性造血干细胞分化发育

D. 产生效应淋巴细胞　　　　　E. 参与造血

【正确答案】ABD

【易错答案】E

【答案分析】此题考查要点是淋巴结的功能。淋巴结的主要功能是滤过淋巴液和产生免疫应答。另外，淋巴结中静息状态的淋巴细胞，受抗原刺激后大部分增殖活化为效应细胞和小部分的记忆性细胞。故答案应选 ABD。选 E 项者与脾功能混淆。

5. 脾白髓含有（　　　）

A. 淋巴小结　　　　　　　　　B. 边缘窦　　　　　　　　　C. 弥散淋巴组织

D. 脾索　　　　　　　　　　　E. 小梁

【正确答案】AC

【易错答案】B、D、E

【答案分析】此题考查要点是脾白髓的结构。脾的白髓包括淋巴小结（脾小体）和动脉周围

淋巴鞘。故答案应选 AC。B、D、E 项均为脾的结构，但不属于白髓。

6.胸腺的结构与功能包括（　　　）

A.胸腺上皮细胞分泌胸腺生成素　　　B.皮质内的胸腺细胞比髓质内密集

C.髓质内无成熟的胸腺细胞　　　　　D.胸腺细胞有 95% 被选择性灭活

E.老年人胸腺发育完全

【正确答案】ABD

【易错答案】C、E

【答案分析】此题考查要点是胸腺的结构与功能。胸腺上皮细胞能分泌胸腺素和胸腺生成素，为胸腺细胞发育所必需。胸腺细胞即 T 细胞的前身，它们密集于皮质内，占胸腺皮质细胞总数的 85%~90%。发育中的胸腺细胞，凡能与机体自身抗原发生反应的（约占 95%），将发生凋亡而被淘汰。故答案应选 ABD。胸腺有明显的年龄变化，到老年期，胸腺大部分被脂肪组织代替。髓质内含大量胸腺上皮细胞，也能分泌胸腺激素，部分胸腺上皮细胞构成胸腺小体。故选 CE 项是错误的。

（三）简答题

简述单核吞噬细胞系统的组成和分布。

【正确答案】单核吞噬细胞系统（MPS）指的是单核细胞及其分化而来的巨噬细胞均来源于骨髓多能干细胞，具有很强的吞噬力。主要由分布于血液的单核细胞、结缔组织及淋巴组织的巨噬细胞、骨组织的破骨细胞、神经组织的小胶质细胞、肝脏内的巨噬细胞（库普弗细胞）、肺内的巨噬细胞、皮肤的朗格汉斯细胞等组成。

【答案分析】此题重点考查单核吞噬细胞系统。单核吞噬细胞系统全部由细胞组成，且强调来源及功能相同。

（四）论述题

试述淋巴结皮质的组织结构、功能及主要的细胞分布。

【正确答案】淋巴结皮质分为浅层皮质、副皮质区和皮质淋巴窦。

（1）浅层皮质：包括淋巴小结及淋巴小结间的弥散淋巴组织，以 B 细胞为主构成。

（2）副皮质区：是较大片的弥散淋巴组织，T 细胞为主构成，新生动物切除胸腺后，此区域即不发育，故又称胸腺依赖区。该区还有很多交错突细胞、巨噬细胞和少量 B 细胞等，在细胞免疫时，该区域迅速扩大。该区域还含毛细血管后微静脉，淋巴细胞穿越内皮细胞进入副皮质区，再迁移到淋巴结其他部位。

（3）皮质淋巴窦：包括被膜下窦和小梁周窦。被膜下窦包绕整个淋巴结实质，与髓窦相通，其被膜侧有数条输入淋巴管通入。小梁周窦为分布于小梁周围的囊腔，其末端常为盲端，仅部分与髓窦相通。窦壁是扁平的内皮细胞，外层是薄层基质、少量网状纤维和一层扁平网状细胞。窦内有星状细胞支撑窦腔，其上有许多巨噬细胞附着，清除淋巴内的细菌、异物及捕获抗原。

【答案分析】此题重点考查淋巴结皮质的结构。首先明确淋巴结皮质与髓质的位置与相互关系，淋巴结皮质各部分的主要细胞构成。注意毛细血管后微静脉的特性。

第九章　消化系统

◎ **重点** ◎

1. 消化管管壁的一般结构
2. 食管、胃和肠管壁的形态结构特点及功能
3. 肝、胰的形态结构及功能

◎ **难点** ◎

1. 胃、肠黏膜的形态结构特点
2. 肝细胞的超微结构

常见试题

（一）单选题

1. 食管腺位于（　　　）

A. 黏膜　　　　　　　　B. 固有层　　　　　　　　C. 内环外纵肌纤维间

D. 黏膜下层　　　　　　E. 外膜

【正确答案】D

【易错答案】A、B

【答案分析】此题考查要点是食管腺的位置。消化管管壁有许多小消化腺，分布于管壁的不同部位，其中食管腺和十二指肠腺位于黏膜下层。而胃腺和肠腺位于黏膜固有层，故 A 或 B 项容易混淆。

2. 不属于胃底腺的细胞（　　　）

A. 潘氏细胞　　　　　　B. 壁细胞　　　　　　　　C. 内分泌细胞

D. 颈黏液细胞　　　　　E. 主细胞

【正确答案】A

【易错答案】B、C、D、E

【答案分析】此题考查要点是胃底腺的细胞组成。胃腺与小肠腺的腺细胞均有 5 种，其中内分泌细胞和未分化细胞两者都有，胃腺另外还有主细胞、壁细胞和颈黏液细胞，小肠腺有潘氏细胞、杯状细胞和吸收细胞。胃与小肠这部分内容细胞名称很多，需注意比较和区分。

3. 小肠黏膜的上皮类型为（ ）

A. 单层柱状上皮，含杯状细胞 B. 未角化的复层扁平上皮

C. 单层柱状上皮，细胞游离面有纤毛 D. 角化的复层扁平上皮

E. 变移上皮

【正确答案】A

【易错答案】C

【答案分析】此题考查要点是小肠黏膜的上皮类型。选项中特地出了角化的复层扁平上皮和未角化的复层扁平上皮，这两个选项起干扰作用。此外选项 C 中柱状细胞游离面应该有微绒毛而不是纤毛，纤毛与微绒毛要注意区分。

4. 黏膜上皮中不含杯状细胞的器官为（ ）

A. 阑尾 B. 十二指肠 C. 结肠

D. 胃 E. 空肠

【正确答案】D

【易错答案】A

【答案分析】此题考查要点是杯状细胞在消化管黏膜中的分布。在消化管各段黏膜上皮中，食管和胃黏膜上皮内无杯状细胞，而小肠和大肠黏膜上皮内含杯状细胞，阑尾和结肠属于大肠，十二指肠和回肠属于小肠。A 项阑尾往往被忽略。

5. 有关中央乳糜管，正确的是（ ）

A. 位于微绒毛中轴 B. 是一种闰管 C. 位于脾白髓

D. 是一种毛细淋巴管 E. 是一种毛细血管

【正确答案】D

【易错答案】A

【答案分析】此题考查要点是中央乳糜管。选项 A 具有较大的迷惑性，肠绒毛是小肠黏膜上皮和固有层向肠腔内隆起而成，中央乳糜管是属于毛细淋巴管（不是毛细血管），位于肠绒毛的中轴即固有层内。而微绒毛是吸收细胞游离面的部分胞膜和胞质向游离端形成的指状突起，是细胞结构的一部分，注意区分。

6. 含有肠绒毛的结构是（ ）

A. 胃黏膜 B. 空肠黏膜 C. 食管黏膜

D. 结肠黏膜 E. 直肠黏膜

【正确答案】B

【易错答案】D、E

【答案分析】此题考查要点是肠绒毛的位置。肠绒毛为小肠所特有的结构，大肠、食管和胃都没有。结肠和直肠属于大肠。"肠绒毛"这词常会误解为小肠和大肠均有的结构。

7. 针对胰岛的描述，错误的是（　　　）

A. 由腺泡和导管构成 　　　　　　B. 生长抑素由 D 细胞分泌

C. 胰岛细胞间有丰富的毛细血管 　D. 胰高血糖素由 A 细胞分泌，能升高血糖

E. 多位于胰岛中央的为 B 细胞

【正确答案】A

【易错答案】B、C、D、E

【答案分析】此题考查要点是胰岛。A 项是胰岛外分泌部的结构。胰岛为内分泌腺，其间有丰富的毛细血管。对胰岛的学习，大多把重点放在各种胰岛细胞的组成及功能上，忽略了胰岛细胞的分布和所占百分比。B 细胞多位于胰岛的中央，占胰岛细胞的 75% 左右。

8. 有关胰腺的泡心细胞，正确的是（　　　）

A. 属于闰管的上皮细胞 　　B. 是血管内皮细胞 　　C. 是浆液性腺细胞

D. 能够分泌胰多肽 　　　　E. 是黏液性腺细胞

【正确答案】A

【易错答案】C

【答案分析】此题考查要点是胰腺的泡心细胞。泡心细胞虽位于胰腺外分泌部的腺泡腔内，但不是腺泡细胞，也不是内分泌细胞，而是属于导管的细胞，是由导管的起始部——闰管上皮细胞伸入腺泡腔内形成。

9. 肝小叶内分布有（　　　）

A. 腺泡 　　　　　　B. 小叶内导管 　　　　C. 中央静脉

D. 髓窦 　　　　　　E. 小叶下静脉

【正确答案】C

【易错答案】B、E

【答案分析】此题考查要点是肝小叶的组成。中央静脉位于肝小叶中央。肝小叶内含血窦称为肝血窦，而髓窦属于淋巴窦，位于淋巴结内。小叶内导管属于胰腺外分泌部的导管，小叶下静脉位于肝小叶的外面，均不属于肝小叶的结构。

10. 参与构成胆小管管壁的结构是（　　　）

A. 腺细胞 　　　　　　B. 单层立方上皮 　　　　C. 单层柱状上皮

D. 相邻肝细胞的细胞膜 　E. 单层扁平上皮

【正确答案】D

【易错答案】B、C、E

【答案分析】此题考查要点是胆小管管壁的结构。一般认为，既然是管腔性结构，其管壁就会有上皮，因此会错选 B、C、E，但是胆小管结构比较特殊，其管壁是由相邻肝细胞的细胞膜局部向内凹陷形成。

（二）多选题

1. 下列细胞胞质呈嗜酸性的是（　　　）

A. 平滑肌细胞　　　　　　　B. 肝细胞　　　　　　　C. 成纤维细胞

D. 壁细胞　　　　　　　　　E. 浆细胞

【正确答案】ABD

【易错答案】C

【答案分析】此题考查要点是不同细胞的染色特性。平滑肌细胞和成纤维细胞分别在肌组织和疏松结缔组织内讲述得很详细，而在本章节内容中已很少提及，因此容易忽略对前期所学知识的归纳和整理，但此两种细胞也是构成消化系统的组成部分，成纤维细胞是疏松结缔组织中最主要的细胞，平滑肌细胞构成黏膜肌层及肌层，成纤维细胞胞质弱嗜碱性，平滑肌细胞胞质嗜酸性。肝细胞胞质内含嗜碱性团块，但其胞质与壁细胞一样为嗜酸性。

2. 胞质中含有酶原颗粒的细胞是（　　　）

A. 主细胞　　　　　　　　　B. 杯状细胞　　　　　　C. 胰腺腺泡细胞

D. 潘氏细胞　　　　　　　　E. 表面黏液细胞

【正确答案】AC

【易错答案】D

【答案分析】此题考查要点是含有酶原颗粒的细胞。杯状细胞和表面黏液细胞顶部胞质含黏原颗粒而不是酶原颗粒，黏原颗粒含黏液，酶原颗粒内含酶原，如主细胞酶原颗粒含胃蛋白酶原，胰腺腺泡细胞含胰蛋白酶原、胰糜蛋白酶原等。此外潘氏细胞顶部胞质含嗜酸性颗粒，颗粒内含防御素和溶菌酶等，并不是酶原。

3. 小肠腺的细胞有（　　　）

A. 未分化细胞　　　　　　　B. 杯状细胞　　　　　　C. 潘氏细胞

D. 柱状细胞　　　　　　　　E. 内分泌细胞

【正确答案】ABCDE

【易错答案】漏选 A、E

【答案分析】此题考查要点是小肠腺的细胞组成。未分化细胞和内分泌细胞容易忽略而漏选。

4. 有关窦周隙的叙述，正确的是（　　　）

A. 位于肝血窦与肝血窦之间　　　B. 位于肝细胞之间　　　C. 内含贮脂细胞

D. 位于肝细胞与肝血窦内皮细胞之间　　E. 内含血浆

【正确答案】CDE

【易错答案】A、B

【答案分析】此题考查要点是窦周隙的位置及结构。窦周隙属于肝小叶的组成成分之一，这点不难记忆，但其微细结构及在肝小叶内的具体分布是其难点，窦周隙位于肝板及肝血窦壁之间，在切面看位于肝细胞与肝血窦内皮细胞之间，充满从肝血窦渗出的血浆，含贮脂细胞。错选 AB

项是对窦周隙位置及结构不清所致。

5. 肝血窦的血液来源于（　　　）

A. 中央静脉　　　　　　B. 小叶间动脉　　　　　　C. 小叶间静脉

D. 小叶下静脉　　　　　E. 小叶间胆管

【正确答案】BC

【易错答案】A

【答案分析】此题考查要点是肝血窦的血液来源。肝小叶内血液流动的方向是从肝小叶的周边流向中央，即肝血窦接受从肝动脉分支—小叶间动脉及门静脉的分支—小叶间静脉的血液，再流向中央静脉。中央静脉的血液流向小叶下静脉，再汇集到肝静脉。

6. 肝门管区含有的管道是（　　　）

A. 中央静脉　　　　　　B. 小叶间静脉　　　　　　C. 小叶间胆管

D. 小叶间动脉　　　　　E. 小叶间导管

【正确答案】BCD

【易错答案】A

【答案分析】此题考查要点是肝门管区的构成。中央静脉位于肝小叶中央，属于肝小叶的组成成分，而门管区位于肝小叶之间，形态三角形或椭圆形，除了有结缔组织成分外，还有门静脉、肝动脉和肝管的分支，分别称为小叶间静脉、小叶间动脉和小叶间胆管。

7. 位于固有层的腺体有（　　　）

A. 大肠腺　　　　　　　B. 小肠腺　　　　　　　　C. 贲门腺

D. 十二指肠腺　　　　　E. 胃底腺

【正确答案】ABCE

【易错答案】D

【答案分析】此题考查要点是分布于固有层的腺体。在消化道各器官中，小消化腺有些分布于固有层，有些分布于黏膜下层，需区分和总结，位于黏膜下层的有食管腺和十二指肠腺，位于固有层的有胃腺（贲门腺、幽门腺和胃底腺）、小肠腺和大肠腺，D 选项十二指肠腺与小肠腺是两种不同的小消化腺，分布、结构及功能均不同。

8. 食管的结构特征有哪些（　　　）

A. 上皮为角化的复层扁平上皮　　B. 黏膜与黏膜下层共同形成皱襞

C. 黏膜肌层是纵行平滑肌　　　　D. 外膜为浆膜结构

E. 肌层都是内环外纵的平滑肌

【正确答案】BC

【易错答案】A、D、E

【答案分析】此题考查要点是食管管壁的结构特征。复层扁平上皮有两种，即角化的复层扁平上皮位于皮肤的表皮，未角化的复层扁平上皮位于消化道的上、下两端，表层细胞没有角化。

食管肌层肌细胞排列方式内环外纵，但上端为骨骼肌、下端为平滑肌，中间两者均有，外膜是纤维膜。

9. 有关肝细胞正确的是（　　　）

A. 属于腺细胞　　　　　　B. 呈多面体形　　　　　　C. 有三种不同的功能面

D. 分泌胰蛋白酶抑制因子　　E. 电镜下，胞质内各种细胞器均很不发达

【正确答案】ABC

【易错答案】E

【答案分析】此题考查要点是肝细胞。肝脏分泌胆汁参与脂类物质的消化和吸收，肝细胞合成分泌胆汁并参与多种代谢，因此肝细胞属于腺细胞。肝细胞内细胞器很发达。

10. 有关壁细胞正确的是（　　　）

A. 呈圆锥形　　　　　　　B. 为小肠腺的细胞　　　　　C. 分泌盐酸

D. 分泌内因子　　　　　　E. 分泌胃蛋白酶原

【正确答案】ACD

【易错答案】E

【答案分析】此题考查要点是壁细胞。壁细胞属于胃底腺的细胞，功能是分泌盐酸、合成分泌内因子。胃蛋白酶原为胃底腺的主细胞分泌的。

（三）简答题

1. 简述胃底壁的组织结构及其相关功能。

【正确答案】胃底壁的组织结构分为 4 层，分别为黏膜、黏膜下层、肌层和外膜。黏膜又分为上皮、固有层和黏膜肌层。上皮是单层柱状上皮，主要由表面黏液细胞组成，还有少量的内分泌细胞。固有层结缔组织内含胃底腺，腺细胞有主细胞、壁细胞、颈黏液细胞、未分化细胞和内分泌细胞。主细胞分泌胃蛋白酶原；壁细胞合成分泌盐酸（可激活胃蛋白酶原，杀菌）和分泌内因子（与维生素 B_{12} 结合，促进对维生素 B_{12} 的吸收，维生素 B_{12} 为红细胞生成所需）。黏膜肌层为内环、外纵两层平滑肌。黏膜下层为结缔组织，内含血管和神经丛等；肌层厚，可分为内斜、中环、外纵三层平滑肌；外膜为浆膜。

【答案分析】此题重点考查胃底壁的组织结构及功能。注意题目 "胃底壁"，胃底与胃体结构相似，固有层均有胃底腺，而在胃的其他部位可能是贲门腺或幽门腺。

2. 简述小肠的组织结构及其相关功能。

【正确答案】小肠壁由黏膜、黏膜下层、肌层和外膜构成。黏膜由上皮、固有层和黏膜肌层构成。黏膜与黏膜下层共同向肠腔内隆起形成皱襞，上皮和固有层向肠腔内隆起形成肠绒毛。肠绒毛上皮为单层柱状，有大量吸收细胞、杯状细胞，少量内分泌细胞，吸收细胞是消化吸收的主要部位，另外其分泌的肠激酶可以激活胰蛋白酶原。皱襞、绒毛和微绒毛大大扩大了表面积，有利于营养物质的消化、吸收和转运。肠绒毛中轴的固有层内含毛细淋巴管（中央乳糜管）和有孔毛细血管。小肠腺位于肠绒毛下方的固有层中，腺上皮内除了吸收细胞、杯状细胞和内分

泌细胞外，还有潘氏细胞和未分化细胞。潘氏细胞分泌防御素和溶菌酶，杀灭微生物；杯状细胞分泌黏液润滑肠道；内分泌细胞分泌激素调节消化系统的功能；未分化细胞为干细胞。黏膜肌层为内环外纵的平滑肌，收缩促进血液运行、腺体分泌等。黏膜下层除结缔组织外，有十二指肠腺。肌层为内环、外纵平滑肌。外膜为部分十二指肠—纤维膜其余—浆膜。

【答案分析】此题重点考查小肠壁的组织结构及功能。注意与小肠结构与功能的关系。如特征性结构肠绒毛，扩大肠腔表面积的皱襞、绒毛和微绒毛，固有层中的小肠腺，十二指肠黏膜下层中的十二指肠腺等，均为不同于其他消化管壁的结构特点。

（四）论述题

试述肝小叶的组成及肝细胞的超微结构和功能。

【正确答案】肝小叶为肝脏结构与功能的基本单位，是一多面棱柱体结构，中间有一条中央静脉；肝细胞排列成行形成肝板，肝细胞板围绕其呈放射状排列；肝板之间为肝血窦，窦壁通透性大，窦内有肝巨噬细胞（库普弗细胞）；肝细胞和窦壁内皮细胞之间有窦周隙，可进行物质交换；肝板内相邻肝细胞之间局部胞膜向胞质内凹陷形成位于肝板内的微细管道即胆小管。因此，中央静脉、肝板、肝血窦、胆小管等共同构成复杂的肝小叶。

电镜下肝细胞有 3 种不同的功能面，朝向血窦的称为血窦面，微绒毛发达，扩大了表面积，有利于肝细胞和血液之间的物质交换；朝向胆小管的为胆小管面，也有发达的微绒毛，表面积扩大；相邻细胞间为细胞连接面，胆小管周围的相邻肝细胞有紧密连接、桥粒和缝隙连接。细胞器发达，粗面内质网成群分布，能合成多种重要的血浆蛋白，如白蛋白、纤维蛋白酶原、凝血酶原等，滑面内质网为散的小管和小泡，膜上含多种酶系规律分布，能合成胆汁及参与糖类、脂类和激素的代谢，对药物等进行生物转化及解毒。高尔基复合体主要分布于胆小管及核周围，参与蛋白质的加工、胆汁分泌和溶酶体的形成等，线粒体多，提供能量，溶酶体较多，参与细胞器的更新等，过氧化物酶体（微体）为大小不等的圆形，能将细胞产生的过氧化氢还原为水，消除其对细胞的损害等，含糖原、脂滴、色素等内涵物。

【答案分析】此题重点考查肝的组织结构及功能。理解题目，首先简要回答肝小叶的组成，再针对"肝细胞的超微结构"，从肝细胞的 3 个功能面、细胞器和内含物 3 个方面回答，并阐明其各结构的功能。

第十章　呼吸系统

◎ **重点** ◎

1.气管管壁的结构

2.肺呼吸部的组织结构

3.肺泡上皮的微细结构与功能

◎ **难点** ◎

1.肺导气部的结构及其变化规律

2.肺泡隔的组织结构

3.何为气－血屏障

常见试题

（一）单选题

1.肺泡管的上皮是（　　　）

A. 假复层纤毛柱状上皮　　　　B. 单层纤毛柱状上皮　　　　C. 单层立方上皮

D. 假复层柱状上皮　　　　　　E. 单层扁平上皮

【正确答案】C

【易错答案】B

【答案分析】此题考查要点是肺泡管的上皮。肺泡管管壁几乎完全由肺泡构成，其自身的结构仅存在于相邻肺泡开口之间，上皮为单层立方上皮，上皮下方有平滑肌成分，故此处常膨大并突向管腔，称结节状膨大。选 B 项者没考虑到呼吸道上皮的演变。

2.参与气体交换的细胞是（　　　）

A. Ⅰ型肺泡细胞　　　　　　B. Ⅱ型肺泡细胞　　　　　　C. 尘细胞

D. 心衰细胞　　　　　　　　E. 内分泌细胞

【正确答案】A

【易错答案】B

【答案分析】此题考查要点是Ⅰ型肺泡细胞的功能。Ⅰ型肺泡细胞为扁平状，光镜下难以辨认。电镜下观察，细胞之间有紧密连接，近胞膜处有较多的吞饮小泡，可转运肺泡腔内的微小尘粒至间质内。这种细胞扁、薄、宽大，是肺与血液之间进行气体交换的重要结构。Ⅱ型肺泡细胞的主要功能是分泌表面活性物质等。

3. 分泌表面活性物质的细胞是（　　　）

A. Ⅰ型肺泡细胞　　　　　B. Ⅱ型肺泡细胞　　　　　C. 尘细胞

D. 心衰细胞　　　　　E. 肺巨噬细胞

【正确答案】B

【易错答案】A

【答案分析】此题考查要点是Ⅱ型肺泡细胞的功能。Ⅱ型肺泡细胞的功能：①分泌肺泡表面活性物质，降低肺泡表面张力，稳定肺泡直径。若这种物质减少，则导致肺泡表面张力增大，引起肺不张（如新生儿透明膜病）。②进行自我更新。③分裂增殖转化为Ⅰ型肺泡细胞。Ⅰ型肺泡细胞主要参与气–血屏障构成，完成气体交换功能。

4. 不属于肺呼吸部的是（　　　）

A. 肺泡管　　　　　B. 肺泡　　　　　C. 呼吸性细支气管

D. 终末细支气管　　　　　E. 肺泡囊

【正确答案】D

【易错答案】C

【答案分析】此题考查要点是呼吸部的组成。肺实质据功能不同分为两部分，即导气部和呼吸部。从叶支气管至终末细支气管主要起通道作用，称导气部；终末细支气管以下的分支，包括呼吸性细支气管、肺泡管、肺泡囊和肺泡，因管壁不完整，有肺泡开口，有气体交换的功能，称呼吸部。

5. 有关肺呼吸部的错误选项是（　　　）

A. 呼吸性细支气管壁上出现少量肺泡

B. 肺泡囊为若干肺泡的共同开口处

C. 肺泡管自身管壁结构很少，仅于相邻肺泡开口之间有结节状膨大

D. 肺泡管相邻肺泡开口之间的结节内无平滑肌

E. 肺泡开口于肺泡囊、肺泡管或呼吸性细支气管

【正确答案】D

【易错答案】C

【答案分析】此题考查要点是呼吸部的结构。肺呼吸部各部的共同特点是都有肺泡。呼吸性细支气管壁上有散在的肺泡开口。肺泡管管壁几乎完全由肺泡构成，其自身的结构仅存在于相邻肺泡开口之间，管壁尚存少量平滑肌，故此处常膨大并突向管腔，称结节状膨大。肺泡囊是许多肺泡共同开口的囊腔，其相邻肺泡开口之间，无结节状膨大。肺泡是进行气体交换的部位，为多面形囊泡，开口于肺呼吸部各管道。

6.有关肺泡隔的错误选项是（　　　　）

A.是相邻肺泡之间的薄层结缔组织　　　B.其内有密集的有孔毛细血管

C.有丰富的弹性纤维　　　D.弹性纤维有回缩肺泡的作用

E.吸烟可加速弹性纤维退化进程

【正确答案】B

【易错答案】E

【答案分析】此题考查要点是肺泡隔。相邻肺泡上皮之间的薄层结缔组织，称肺泡隔，内有丰富的连续毛细血管、大量弹性纤维及肺巨噬细胞。弹性纤维使肺泡在吸气时充分扩张，呼气时充分回缩，若其弹性减弱，就会影响肺的换气功能，导致肺气肿。吸烟可加速弹性纤维退化进程。

7.有关肺泡的错误选项是（　　　　）

A.是肺进行气体交换的部位　　　B.肺泡上皮由Ⅰ型和Ⅱ型肺泡细胞组成

C.相邻肺泡间有肺泡孔相通　　　D.Ⅱ型肺泡细胞分泌表面活性物质

E.Ⅰ型肺泡细胞有增殖能力

【正确答案】E

【易错答案】A、B、C、D

【答案分析】此题考查要点是肺泡。肺泡是进行气体交换的部位，相邻肺泡之间以肺泡孔相通，肺泡开口于肺呼吸部各管道，其壁很薄，表面覆以单层上皮，称肺泡上皮。肺泡上皮包括Ⅰ型肺泡细胞和Ⅱ型肺泡细胞两种细胞，前者主要参与气体交换功能，后者主要分泌表面活性物质，并且分裂增殖修复和补充Ⅰ型肺泡细胞。

8.与肺巨噬细胞无关的选项是（　　　　）

A.只存在于肺泡隔　　　B.属于单核吞噬细胞系统

C.吞噬较多尘粒后称为尘细胞　　　D.有的游走进入肺泡腔

E.有的从肺泡腔经呼吸道随黏液被咳出

【正确答案】A

【易错答案】D

【答案分析】此题考查要点是肺巨噬细胞。肺巨噬细胞广泛分布于肺间质内，在细支气管以下的管道周围及肺泡隔中分布较多。该细胞来源于血液中的单核细胞，具有活跃的吞噬功能。吞噬尘埃颗粒后的巨噬细胞称为尘细胞。尘细胞可沉积在肺间质内，可随黏液一起随痰排出体外，或者经淋巴管进入肺门淋巴结。

9.通过管壁平滑肌收缩或舒张可调节进入肺小叶气流量的是（　　　　）

A.叶支气管和段支气管　　　B.段支气管和细支气管　　　C.小支气管和细支气管

D.细支气管和终末细支气管　　　E.小支气管和终末细支气管

【正确答案】D

【易错答案】C

【答案分析】此题考查要点是细支气管和终末细支气管的结构和功能。肺导气部至细支气管和终末细支气管环形平滑肌明显，基本或已形成完整的一层，环绕管壁。平滑肌的舒缩可改变管径的大小并调节气体的出入量。当某种因素使平滑肌痉挛时，可使管腔变小，出入肺的气流量减少，导致呼吸困难。

10. 对气管和主支气管的描述，错误的是（ ）

A. 黏膜上皮为假复层纤毛柱状上皮　　B. 黏膜下层含混合腺

C. 外膜含透明软骨　　D. 外膜中含少量平滑肌

E. 肌层以平滑肌为主

【正确答案】E

【易错答案】C

【答案分析】此题考查要点是气管和主支气管的结构特点。气管和主支气管管壁可分为3层，由内向外依次为黏膜、黏膜下层和外膜。黏膜由腔面的上皮和上皮深面的固有层组成。上皮为假复层纤毛柱状上皮。固有层为细密结缔组织。黏膜下层由疏松结缔组织组成，与固有层之间无明显分界。此层内有弥散淋巴组织及淋巴小结等结构，另有较多的混合腺，称气管腺。外膜较厚，由"C"字型透明软骨或软骨片和疏松结缔组织构成。软骨缺口处有平滑肌和结缔组织填充。

11. 肺小叶的组成是（ ）

A. 每一个小支气管所属的肺组织　　B. 每一个细支气管的分支及其附在上面的肺泡

C. 每一个终末细支气管所属的肺组织　　D. 50~80 个终末细支气管

E. 管径 0.5mm 以下的支气管树的结构

【正确答案】B

【易错答案】C

【答案分析】此题考查要点是肺小叶的结构组成。每一细支气管连同其各级分支及末端的肺泡组成一个肺小叶，临床上常见的小叶性肺炎即指发生在几个肺小叶范围内的炎症。

12. 下列哪项不参与气－血屏障的构成（ ）

A. Ⅰ型肺泡细胞　　B. 肺泡上皮的基膜　　C. Ⅱ型肺泡细胞

D. 毛细血管的内皮细胞　　E. 肺泡上皮和毛细血管内皮之间的结缔组织

【正确答案】C

【易错答案】E

【答案分析】此题考查要点是气－血屏障的结构。毛细血管血液中的 CO_2 与肺泡腔内的 O_2 进行交换需要通过的结构称气－血屏障，也称呼吸膜，厚约 0.2~0.5μm，包括毛细血管内皮及其基膜、结缔组织、Ⅰ型肺泡细胞与基膜及肺泡表面液体层。Ⅱ型肺泡细胞仅覆盖肺泡表面积的 5%，具有分泌功能，不参与构成气－血屏障。E 项常被忽略或遗忘。

（二）多选题

1.肺泡隔的结构组成包括（　　　　）

A.丰富的弹性纤维　　　　　　B.丰富的毛细血管　　　　　　C.肺泡管

D.肺泡孔　　　　　　　　　　E.肺巨噬细胞

【正确答案】ABE

【易错答案】D

【答案分析】此题考查要点是肺泡隔的结构。相邻肺泡上皮之间的薄层结缔组织，称肺泡隔，内有丰富的连续毛细血管、大量弹性纤维及肺巨噬细胞。肺泡孔是相邻肺泡间气流通过的小孔，不参与肺泡隔的构成。

2.呼吸道的黏液性分泌物来自（　　　　）

A.黏膜下层的腺体　　　　　　B.分泌细胞　　　　　　　　　C.杯状细胞

D.小颗粒细胞　　　　　　　　E.肥大细胞

【正确答案】AC

【易错答案】D

【答案分析】此题考查要点是呼吸道黏液性分泌物的来源。呼吸道的假复层纤毛柱状上皮中的杯状细胞分泌的黏液与黏膜下层的腺体分泌物共同组成黏液层，可黏附吸入空气中的颗粒，溶解吸入的 SO_2、CO 等有害气体，使之随黏液咳出。小颗粒细胞属于弥散性神经内分泌细胞。

3.呼吸性细支气管的结构特征是（　　　　）

A.为单层立方上皮　　　　　　　　　B.上皮由纤毛细胞和分泌细胞组成

C.上皮下结缔组织内有少量平滑肌　　D.肺泡开口处上皮呈移行性变化

E.管壁上有肺泡开口

【正确答案】ABCDE

【易错答案】漏选 D

【答案分析】此题考查要点是呼吸性细支气管的结构。呼吸性细支气管管壁上出现少量肺泡，管壁上皮为单层立方，有克拉拉细胞（是一种分泌细胞）和少许纤毛细胞，上皮下有少量环行平滑肌纤维。在肺泡开口处，单层立方上皮移行为单层扁平上皮。

4.有关气管黏膜固有层，正确的是（　　　　）

A.位于上皮和黏膜肌层之间　　B.含较多弹性纤维　　　　　　C.含较多浆细胞

D.含混合腺　　　　　　　　　E.含淋巴细胞

【正确答案】BCE

【易错答案】A

【答案分析】此题考查要点是气管黏膜固有层的结构特点。气管黏膜位于上皮和黏膜下层之间，为细密结缔组织，内有许多弹性纤维、淋巴细胞、浆细胞、肥大细胞、腺体的导管及血管和淋巴管。气管无黏膜肌层。混合腺位于黏膜下层中。

5.关于肺泡的描述，哪些正确（　　　）

A. 上皮由Ⅰ型和Ⅱ型细胞组成　　　　　B. 是肺进行气体交换的场所

C. 相邻肺泡间结缔组织构成肺泡隔　　　　D. 肺泡隔内有连续毛细血管和巨噬细胞

E. 肺泡隔内有丰富的弹性纤维

【正确答案】ABCDE

【易错答案】漏选

【答案分析】此题考查要点是与肺泡有关的结构。肺泡为半球形小囊，开口于呼吸性细支气管、肺泡管或肺泡囊，是肺进行气体交换的部位。肺泡壁薄，由单层肺泡上皮组成，相邻肺泡之间的组织称肺泡隔，内有丰富的连续毛细血管、大量弹性纤维及肺巨噬细胞。肺泡上皮由Ⅰ型肺泡细胞和Ⅱ型肺泡细胞组成。

6.与细支气管有关的选项是（　　　）

A. 属于肺内的导气部　　　　　B. 内径约 1mm

C. 黏膜常形成皱襞　　　　　D. 管壁上杯状细胞、腺体、软骨片均消失

E. 上皮为单层纤毛柱状

【正确答案】ABCE

【易错答案】D

【答案分析】此题考查要点是细支气管的结构。细支气管属于肺内的导气部，为小支气管的分支，管径约为 1mm。其上皮渐变为单层纤毛柱状上皮，管壁上杯状细胞、腺体、软骨片很少甚至消失。环形平滑肌更加明显，因此黏膜常形成皱襞。而终末细支气管管壁上杯状细胞、腺体、软骨片均消失。

（三）简答题

1.简述气管壁的光镜结构。

【正确答案】气管管壁可分为 3 层，由内向外依次为黏膜、黏膜下层和外膜。黏膜由腔面的假复层纤毛柱状上皮和上皮深面的固有层组成。黏膜下层由疏松结缔组织组成，与固有层之间无明显分界。此层内有弥散淋巴组织及淋巴小结等结构，另有较多的混合腺，称气管腺。外膜较厚，由呈 "C" 字型透明软骨和疏松结缔组织构成。

【答案分析】此题重点考查气管壁的组织学结构。常见错误是把气管壁结构与消化管壁或血管壁结构混淆，请注意对比分析。

2.何为支气管树？

【正确答案】左、右两条主支气管入肺后反复分支，形成各级支气管，形如树枝状，称为支气管树。其中，自叶支气管到终末细支气管称肺导气部；呼吸性细支气管以下各段均出现了肺泡，具有换气功能，称肺呼吸部。

【答案分析】此题重点考查支气管树的概念和组成。常见错误是回答不完整、不全面，或者漏答支气管树的概念、组成。

3. 何为肺小叶?

【正确答案】每一细支气管连同其各级分支及末端的肺泡组成一个肺小叶，临床上常见的小叶性肺炎即指发生在小叶范围内的炎症。

【答案分析】此题考查要点是肺小叶的概念。常见错误是把肺小叶的起始部分误答为小支气管或者终末细支气管。

4. 何为肺泡隔?

【正确答案】相邻肺泡上皮之间的薄层结缔组织，称肺泡隔，内有丰富的毛细血管、大量弹性纤维及肺巨噬细胞。弹性纤维使肺泡在吸气时充分扩张，呼气时充分回缩。肺巨噬细胞具有活跃的吞噬功能，其吞噬灰尘颗粒后称尘细胞；吞噬红细胞后，称心力衰竭细胞。

【答案分析】此题重点考查肺泡隔的概念、结构特点。常见错误是把对肺泡隔概念和结构特点理解不到位，对其结构特点回答不全面，请结合功能深入理解其结构特点，避免漏答。

5. 何为气血屏障?

【正确答案】毛细血管血液中的 CO_2 与肺泡腔内的 O_2 进行交换需要通过的结构称气血屏障，也称呼吸膜，厚约 $0.2 \sim 0.5 \mu m$，包括毛细血管内皮及其基膜、薄层结缔组织(有的部位没有此层)、肺泡上皮基膜、Ⅰ型肺泡细胞、肺泡表面液体层。间质性肺炎时，由于肺泡隔内结缔组织水肿、炎细胞浸润，可使肺泡隔增厚，影响气体交换。

【答案分析】此题考查要点是气血屏障的微细结构。常见错误是对气血屏障的结构回答不全面，或者未能依次回答各部分结构，在此强调只有从毛细血管内皮到肺泡表面液体层或从肺泡表面液体层到毛细血管内皮，依次回答其结构，才是正确答案。

（四）论述题

1. 请论述肺内导气部的组成及其结构变化规律。

【正确答案】肺内导气部由叶支气管、段支气管、小支气管、细支气管和终末细支气管组成。肺内导气部管壁结构与气管基本相似，由黏膜、黏膜下层和外膜构成。随着支气管反复分支，导气部各段管道管径逐渐变细，管壁逐渐变薄，三层结构分界逐渐不明显。其中上皮逐渐变薄，杯状细胞逐渐减少，管壁中腺体、软骨片逐渐减少，平滑肌数量相对增多。至细支气管，上皮由假复层纤毛柱状上皮变为单层柱状纤毛上皮，杯状细胞减少或消失，腺体、软骨片也减少或消失，环形平滑肌明显，基本形成完整的一层，环绕管壁。终末细支气管内衬单层柱状纤毛上皮，无杯状细胞，管壁内无腺体和软骨片，平滑肌为完整的环行层，因此，在其横断面上，黏膜常形成许多皱襞。

【答案分析】此题重点考查肺内导气部的组成及其管壁结构变化规律。常见错误是对肺内导气部各级管壁结构的变化规律理解不够清晰、确切。该部分知识点可归纳为4个字："三无一多"，即上皮内杯状细胞逐渐减少至消失（无）、管壁中混合腺体逐渐减少至消失（无）、软骨片逐渐减少至消失（无）；平滑肌相对增多（多），成为完整的环行层。

2.试述肺呼吸部的组成及肺泡上皮的微细结构特点。

【正确答案】肺呼吸部由呼吸性细支气管、肺泡管、肺泡囊和肺泡组成，呼吸部各部的共同特点是都连有肺泡。肺泡上皮包括Ⅰ型和Ⅱ型两种细胞。Ⅰ型肺泡细胞扁平，光镜下难以辨认。电镜下观察，细胞之间有紧密连接，近胞膜处有较多的吞饮小泡，可转运肺泡腔内的微小尘粒至间质内。这种细胞扁、薄、宽大，是肺与血液之间进行气体交换的重要结构。Ⅱ型肺泡细胞散在于Ⅰ型细胞之间，细胞为立方形，核圆，细胞质着色浅，呈泡沫状。电镜下可见细胞游离面有少量微绒毛，胞质中含有嗜锇性板层小体。Ⅱ型肺泡细胞的功能：①分泌肺泡表面活性物质，降低肺泡表面张力，稳定肺泡直径。若这种物质减少，即导致肺泡表面张力增大，引起肺不张（如新生儿透明膜病）；②进行自我更新；③分裂增殖转化为Ⅰ型肺泡细胞。

【答案分析】此题重点考查肺呼吸部的组成及肺泡壁的组织学结构。常见的错误是混淆Ⅰ型和Ⅱ型肺泡上皮细胞。Ⅰ型和Ⅱ型肺泡上皮细胞共同构成肺泡壁，然而两种细胞的数量、形态结构不同，从而发挥不同的功能。

第十一章　泌尿系统

◎ **重点** ◎

1. 肾单位的概念、组成及分布

2. 肾小体的结构与功能

3. 肾小管的组成及其各段的结构特点

4. 球旁复合体的组成、结构及功能

◎ **难点** ◎

1. 肾小体的结构特点

2. 滤过膜的构成及功能

3. 近曲小管与远曲小管的异同点

4. 球旁复合体的结构与功能

常见试题

（一）单选题

1. 浅表肾单位与髓旁肾单位的分类主要依据是（　　　）

A. 肾单位的位置 　　　　B. 肾小管的位置 　　　　C. 肾小体的位置

D. 髓袢的位置 　　　　E. 髓袢的长短

【正确答案】C

【易错答案】A

【答案分析】此题考查要点是肾单位的分类及分布。肾单位由肾小体与肾小管构成。肾单位的分类是依据肾小体的位置而定，浅表肾单位的肾小体位于皮质浅层，而位于皮质深层的为髓旁肾单位。髓袢的长短受肾小体位置的影响。此题多因字面文字"肾单位的分类"误导，而错选 A，属概念不清。

2. 有关肾单位，哪项是错误的（　　　）

A. 肾小囊腔位于肾小囊脏层与壁层之间　　B. 微动脉、微静脉在血管极处与血管球相连

C. 髓旁肾单位的肾小体数量少，髓袢长　　D. 在尿极处肾小囊与近曲小管相连通

E. 肾小管起始端膨大凹陷而成的双层囊即为肾小囊

【正确答案】B

【易错答案】E

【答案分析】此题考查要点是肾单位的结构。肾小体在血管极出入的两条血管均为微动脉，故肾血管球毛细血管为动脉性毛细血管，这是肾血液循环的重要特征之一，与其滤过形成原尿关系密切。

3. 与肾血管球结构相符的是（　　）

A. 其毛细血管之间无血管系膜支持

B. 其毛细血管基膜外的足细胞为肾小囊壁层

C. 其毛细血管为有孔型毛细血管，窗孔上有隔膜覆盖

D. 在血管系膜侧毛细血管的内皮细胞与系膜直接接触

E. 其毛细血管为连续毛细血管

【正确答案】D

【易错答案】C

【答案分析】此题考查要点是肾血管球结构与功能之间的关系。肾血管球毛细血管间均有血管系膜连接支持，因血管系膜侧毛细血管的基膜缺失，故内皮细胞与系膜直接接触。毛细血管基膜外的足细胞为肾小囊脏层。肾血管球为有孔型毛细血管，其窗孔上多无隔膜，有利于滤过功能的完成。

4. 有关肾小球滤过膜（屏障）的结构特点，错误的是（　　）

A. 滤过膜中的基膜为均质状薄膜，带有正电荷

B. 分子量在 70kD 以下，直径在 4nm 以下的物质易通过滤过膜

C. 足细胞突起中微丝的收缩可影响裂孔膜的通透性

D. 滤过膜的通透性与孔的大小与物质的直径之比有关

E. 由毛细血管有孔内皮及基膜、足细胞裂孔膜共同构成

【正确答案】A

【易错答案】C

【答案分析】此题考查要点是滤过膜（屏障）组成、结构特点及其与滤过功能之间的关系。在滤过膜的毛细血管有孔内皮及基膜、足细胞裂孔膜三层结构中，血管球基膜是滤过作用的主要屏障。毛细血管有孔内皮腔面及基膜（硫酸肝素），足细胞表面均带有负电荷，可阻止血浆中带负电荷的物质通过。故滤过膜的选择性通透作用与滤过物的分子大小、形状及所带电荷有关，如多肽、葡萄糖、尿素、电解质、水等易通过滤过膜。选 C 项者，忽略了裂孔膜的通透性可通过足细胞突起中微丝的收缩来调节。

5. 下列哪段肾小管上皮细胞游离面刷状缘明显而细胞分界不清（　　）

A. 近端小管曲部 　　　　　　B. 远端小管曲部 　　　　　　C. 近端小管直部

D. 远端小管直部 　　　　　　E. 集合管

【正确答案】A

【易错答案】C

【答案分析】此题考查要点是肾小管各部的结构特点。首先排除集合管，它不属于肾小管。光镜下，刷状缘明显而细胞分界不清的是近端小管曲部；其刷状缘是细胞游离面密集排列的微绒毛形成的，有利于重吸收功能的完成；其细胞侧面有许多侧突，相邻细胞的侧突互相嵌合等，使细胞间分界不清。近端小管直部微绒毛、侧突、质膜内褶等不如曲部发达。远端小管微绒毛少，无刷状缘，细胞界限清楚。

6.有关肾小体的结构特点，正确的是（　　　）

A. 肾小体由肾小球和肾小囊组成　　　　　B. 肾小体是肾单位起始部膨大的小球

C. 血管球的有孔毛细血管窗孔有隔膜覆盖　　D. 肾小囊脏层与壁层在血管极处分离

E. 血管系膜又称球内系膜主要由球内系膜细胞和系膜基膜组成

【正确答案】B

【易错答案】D

【答案分析】此题考查要点为肾小体的结构。注意专业名词（肾小球与血管球、基膜与基质）不要混淆。肾小体又称肾小球，由血管球和肾小囊组成。肾小囊壁层在血管极处向内转折与肾小囊脏层相延续；血管球的有孔毛细血管窗孔无隔膜覆盖，以利于滤过。血管系膜位于血管球毛细血管之间，主要由球内系膜细胞和系膜基质组成；球内系膜细胞具有收缩、分泌、参与基膜的更新和清除基膜上的沉积物等功能；系膜基质主要由球内系膜细胞产生，对毛细血管起支持作用，利于液体及大分子物质的通透。

7.功能活动受醛固酮和抗利尿激素调节的是（　　　）

A. 近端小管曲部　　　　　B. 近端小管直部　　　　　C. 细段

D. 远端小管曲部　　　　　E. 远端小管直部

【正确答案】D

【易错答案】E

【答案分析】此题考查要点为远端小管曲部的功能。近端小管是最粗、最长、重吸收功能最强的一段肾小管；细段管壁薄，有利于水和离子的通透。远端小管管壁上皮细胞呈立方形，细胞界限清楚，胞质呈弱酸性，细胞基部纵纹明显，无刷状缘。远端小管直部在浓缩尿液的过程中，起重要作用。远端小管曲部重吸收 H_2O、Na^+，排出 K^+、H^+、NH_3 等，对维持体液的电解质及酸碱平衡起重要作用，其功能活动受醛固酮和抗利尿激素的调节。醛固酮能促进此段吸 Na^+ 排 K^+；抗利尿激素能促进此段对水的重吸收，减少尿量。

8.与近端小管曲部不相符的是（　　　）

A. 上皮细胞为锥形或立方形，胞体较大

B. 细胞界限不清，管腔相对小而不规则

C. 游离面有刷状缘，细胞基部有纵纹，有极强的重吸收功能

D. 胞质嗜酸性弱

E. 还具有分泌、转运和排出作用

【正确答案】D

【易错答案】A、B、C、E

【答案分析】此题考查要点为近端小管曲部的结构与功能。光镜下管壁细胞胞体较大，细胞界限不清，管腔相对小而不规则，游离面有刷状缘，胞质嗜酸性强，胞核圆形靠近基底部等特点是与远曲小管的主要鉴别点。刷状缘为微绒毛，纵纹为发达的质膜内褶及杆状线粒体，均与重吸收功能密切相关；原尿中几乎全部氨基酸、葡萄糖、多肽和小分子蛋白质、维生素和85%的水分及无机盐离子等在此段重吸收，而且还分泌H^+、NH_3、肌酐、马尿酸等，转运和排出血液中的酚红、青霉素等。

（二）多选题

1. 利于肾血管球滤过的因素有（　　　）

A. 肾小囊在尿极处与近曲小管相连　　　B. 入球微动脉较出球微动脉粗

C. 血管球的毛细血管是有孔型　　　D. 肾血流量大

E. 髓袢

【正确答案】BCD

【易错答案】A

【答案分析】此题考查要点为影响滤过作用的因素。因肾动脉直接来自于腹主动脉，故肾血流量大，其中皮质又占肾总血流量的90%；肾血管球为动脉性毛细血管，入球微动脉较出球微动脉粗，使其内的压力较一般毛细血管内的压力高；有孔毛细血管壁的结构特点，它们均有利于滤过作用的完成。肾小囊与近曲小管相连有利于原尿进入肾小管。髓袢与尿液浓缩有关。

2. 与球旁复合体相符的是（　　　）

A. 由入球微动脉、出球微动脉、致密斑三者围绕，呈三角形

B. 入球微动脉、出球微动脉、致密斑共同组成球旁复合体

C. 致密斑形成三角形的底

D. 间质细胞位于其三角区中心

E. 位于尿极处

【正确答案】AC

【易错答案】D

【答案分析】此题考查要点为球旁复合体的位置、组成。球旁复合体由球旁细胞、致密斑、球外系膜细胞三者共同组成。位于血管极处，由入球微动脉、出球微动脉、致密斑三者围绕，呈三角形，致密斑构成三角形的底，其三角区中心充填有球外系膜细胞。间质细胞位于肾间质中。

3. 与球旁复合体不相符的是（　　　）

A. 致密斑可感受远端小管内滤液中Na^+浓度的变化

B. 球旁细胞由入球微动脉近血管极处的管壁平滑肌转化而成

C. 致密斑位于远曲小管近血管极一侧的管壁，呈椭圆形，细胞为高柱状

D. 球外系膜细胞可分泌肾素

E. 球旁细胞可分泌前列腺素

【正确答案】DE

【易错答案】A、B、C

【答案分析】此题考查要点为球旁复合体的结构、功能。球旁细胞由入球微动脉血管极处管壁平滑肌转化形成的上皮样细胞，可分泌肾素。球外系膜细胞又称极垫细胞，位于入球微动脉、出球微动脉、致密斑三者围绕形成的三角区内，在球旁复合体的功能活动中起传递信息的作用。前列腺素是由肾间质细胞分泌的。

4. 有关肾小囊的结构特点，正确的是（　　　）

A. 肾小囊壁由内、外二层组成

B. 外层是单层立方上皮，又称肾小囊壁层

C. 内层是足细胞，又称肾小囊脏层

D. 相邻足细胞的初级突起相互嵌合紧贴于毛细血管基膜外面

E. 足细胞次级突起之间的间隙为裂孔，其上覆以裂孔膜

【正确答案】ACE

【易错答案】D

【答案分析】此题考查要点为肾小囊的结构，重点要理解足细胞的结构特点。肾小囊由脏层与壁层构成，二层之间的腔隙为肾小囊腔。肾小囊壁层是单层扁平上皮，脏层为多突起的足细胞，由足细胞胞体发出的初级突起上又发出更细的次级突起，相互嵌合紧贴于毛细血管基膜外面，次级突起之间的间隙为裂孔，其上有裂孔膜覆盖。

（三）简答题

简述球旁复合体的组成与功能。

【正确答案】球旁复合体位于肾小体血管极处，由球旁细胞、致密斑和球外系膜细胞组成。

（1）球旁细胞：指入球微动脉靠血管极处，管壁平滑肌细胞转变成上皮样细胞。细胞可分泌肾素，导致血管平滑肌收缩，血压升高，还可使醛固酮分泌增加，远曲小管和集合小管重吸收能力增强。

（2）致密斑：是远端小管靠近血管极处的局部上皮细胞增高，形成排列致密的椭圆形斑。它属于离子感受器，能感受远端小管内钠离子浓度变化，并将信息传递给球旁细胞，调节肾素的分泌。

（3）球外系膜细胞：位于入球微动脉、出球微动脉和致密斑之间的三角区内，与球内系膜细胞相延续，与周围的球旁细胞、致密斑和球内系膜细胞之间有缝隙连接，在球旁复合体中可能起到传递信息的作用。

【答案分析】此题重点考查球旁复合体的组成及功能。肾的重点是肾单位，但球旁复合体也是不容忽略的内容，如其组成、位置、功能。

（四）论述题

肾小体的结构与功能。

【正确答案】肾小体是肾单位的起始部，近似球形，故又称肾小球，由血管球和肾小囊组成。肾小体有两个极，微动脉出入的一端称血管极，另一端与近端小管相连称尿极。

（1）血管球：是肾小囊内一团盘曲的毛细血管网，与肾小囊共同构成肾小体。入球微动脉从血管极进入肾小囊后，不断分支形成袢状毛细血管网，继而汇合形成出球微动脉，从血管极离开肾小囊。因入球微动脉的管径比出球微动脉粗，因此血管球内毛细血管的血压较高。血管球的毛细血管属于有孔毛细血管，内皮孔可阻挡大分子物质通过。

（2）肾小囊：是肾小管起始部膨大凹陷形成的双层囊状结构。其外层为单层扁平上皮，在尿极处与近曲小管相连续。内层由足细胞构成，足细胞胞体发出初级突起，后者又发出许多次级突起，次级突起之间相互嵌合成栅栏状，贴在毛细血管基膜外，次级突起间有裂孔，裂孔上覆盖有裂孔膜。

（3）当血液流经血管球时，由于毛细血管内血压较高，血浆中的部分成分经有孔内皮、毛细血管基膜和足细胞裂孔膜滤入肾小囊腔内，血浆所经过的这三层结构称为滤过膜，或滤过屏障。是过滤血液形成原尿的部位。

【答案分析】此题重点考查肾小体的结构与功能。注意血管球的毛细血管是位于入球微动脉和出球微动脉之间，属于动脉型毛细血管。入球微动脉和出球微动脉的结构特点，使毛细血管内血压较高，经滤过屏障过滤血液形成原尿。

第十二章　皮肤

◎ **重点** ◎

1. 皮肤的构成

2. 表皮的分层

3. 皮肤的附属器

◎ **难点** ◎

1. 表皮的分层及角化过程

2. 表皮非角质形成细胞的种类及功能

常见试题

1. 厚表皮由深至浅的分层顺序是（　　　）

A. 基底层、棘层、角质层、颗粒层、透明层

B. 基底层、透明层、棘层、角质层

C. 基底层、透明层、角质层、颗粒层、棘层

D. 棘层、颗粒层、透明层、角质层

E. 基底层、棘层、颗粒层、透明层、角质层

【正确答案】E

【易错答案】A、B、C、D

【答案分析】此题考查要点为角质形成细胞的分层顺序。在厚表皮，由深至浅，可清晰地分辨出基底层、棘层、颗粒层、透明层和角质层5层结构，其主要功能是合成角蛋白，参与表皮角化。

2. 表皮基底细胞的特点不包括（　　　）

A. 立方形或低柱状　　　　　　　　B. 胞质嗜酸性

C. 含有张力丝和丰富的游离核糖体　　D. 借半桥粒与基膜相连接

E. 具有分裂增殖能力

【正确答案】B

【易错答案】D

【答案分析】此题考查要点为表皮基底细胞的特点。基底层附着于基膜，由一层矮柱状或立

方形的基底细胞组成。细胞核圆形或椭圆形，胞质呈强嗜碱性。电镜下胞质内可见分散或成束的角蛋白丝，也称张力丝。细胞间以桥粒相连，基底面借半桥粒与基膜相连。基底细胞属幼稚细胞，有活跃的增殖能力，新生的细胞向浅层推移，并分化为其余几层细胞。

3. 关于毛发的结构，不正确的是（　　　　）

A. 由毛干、毛根和毛球组成

B. 毛干和毛根由排列规律的角化上皮细胞构成

C. 毛囊包在毛根周围，仅由上皮组织组成

D. 毛根和毛囊的下端融合膨大形成毛球

E. 毛乳头内富含血管和神经

【正确答案】C

【易错答案】D

【答案分析】此题考查要点为毛发的结构特点。毛发分为毛干、毛根和毛球三部分。毛干和毛根由排列规则的角化上皮细胞组成。包在毛根外面的上皮和结缔组织形成的鞘为毛囊。毛根和毛囊下端合为一体，膨大为毛球。毛球底面凹陷有结缔组织突入其中形成毛乳头，毛球是毛和毛囊的生长点。

4. 关于外泌汗腺的结构和功能，哪项错误（　　　　）

A. 分泌部由矮柱状染色浅的腺细胞围成　　　　B. 分泌部盘曲成团

C. 导管由两层立方形细胞围成　　　　D. 腺细胞与基膜间有肌上皮细胞

E. 其分泌主要受性激素调节

【正确答案】E

【易错答案】A、B、C、D

【答案分析】此题考查要点为外泌汗腺的结构和功能。顶泌汗腺分泌主要受性激素调节。外泌汗腺又称汗腺，其遍布全身大部分皮肤。分泌部位于真皮深部及皮下组织内，为一段盘曲成团的管道，管腔较大，管壁由单层矮柱状腺细胞构成。在腺细胞和基膜之间，分布有肌上皮细胞，其收缩可促进汗液的排出。汗腺的导管较细，由两层小立方形细胞组成，胞质嗜酸性、着色较深。汗液除含大量水分外，还含钠、钾、氨、乳酸盐及尿素。

5. 组成表皮的两类细胞是（　　　　）

A. 角质细胞和黑素细胞　　　　B. 角质形成细胞和梅克尔细胞

C. 黑素细胞和角质形成细胞　　　　D. 角质形成细胞和非角质形成细胞

E. 朗格汉斯细胞

【正确答案】D

【易错答案】A

【答案分析】此题考查要点为组成表皮的两类细胞。表皮位于皮肤浅层，由角化的复层扁平上皮组成。表皮细胞分为两大类，一类是角质形成细胞，构成表皮的主体，分层排列；另一类

是非角质形成细胞，散在于角质形成细胞之间，包括黑素细胞、朗格汉斯细胞和梅克尔细胞。

6. 角质形成细胞内的黑素颗粒来源于（ ）

A. 基底层的基底细胞　　　　　B. 棘层的棘细胞　　　　　C. 黑素细胞

D. 梅克尔细胞　　　　　　　　E. 朗格汉斯细胞

【正确答案】C

【易错答案】A

【答案分析】此题考查要点为角质形成细胞内黑素颗粒的来源。角质形成细胞内的黑素颗粒来源于黑素细胞。黑素细胞多位于表皮基底细胞之间，其突起伸入基底层和棘层细胞之间。黑素细胞的主要特征是胞质内含有许多界膜包被的椭圆形小体，称黑素体。黑素体内含酪氨酸酶，能将酪氨酸转化为黑素。当黑素体充满黑色素后，则称黑素颗粒。黑素颗粒由胞体移入细胞末端，进而转移到邻近的角质形成细胞内。

7. 表皮最具增殖分化能力的是（ ）

A. 棘层细胞　　　　　　　　　B. 颗粒层细胞　　　　　C. 透明层细胞

D. 角质层细胞　　　　　　　　E. 基底层细胞

【正确答案】E

【易错答案】B

【答案分析】此题考查要点为表皮最具增殖分化能力的细胞。基底细胞属幼稚细胞，有活跃的增殖能力，新生的细胞向浅层推移，并分化为其余几层细胞。颗粒层细胞开始退化，无增殖分化能力。

8. 关于表皮颗粒层细胞的特征哪项是错误的（ ）

A. 由 3~5 层细胞组成　　　　　B. 细胞为较扁的梭形　　　　C. 细胞核和细胞器渐趋退化

D. 胞质内板层颗粒增多　　　　E. 胞质含大量的膜包透明角质颗粒

【正确答案】E

【易错答案】D

【答案分析】此题考查要点为表皮颗粒层细胞的结构特征。颗粒层由 3~5 层扁梭形细胞组成，细胞界限清楚，核着色浅，细胞器渐趋退化。细胞的主要特点是胞质内出现许多透明角质颗粒，颗粒呈强嗜碱性。电镜下，透明角质颗粒呈致密均质状，无膜包裹，角蛋白丝常穿入透明角质颗粒中。另外，颗粒层细胞含板层颗粒多，板层颗粒的内容物可释放到细胞间隙内，形成多层膜状结构，成为表皮渗透屏障的重要组成部分。

9. 关于毛乳头的描述，哪项错误（ ）

A. 是结缔组织突入毛球的结构　　B. 属上皮性鞘成分　　　　C. 纤维成分细，细胞较多

D. 血管和神经末梢丰富　　　　　E. 对毛的生长起诱导和营养作用

【正确答案】B

【易错答案】E

【答案分析】此题考查要点为毛乳头的结构。毛乳头是毛球底面结缔组织突入形成的乳头状结构，其中纤维较细密，细胞较多，含丰富的毛细血管和游离神经末梢，可供应毛的营养，对毛的生长有诱导的作用。

10. 皮脂腺是（　　　）

A. 管状腺，腺细胞内无分泌颗粒　　　　B. 泡状腺，腺细胞成熟后解体排出

C. 管状腺，腺细胞分泌颗粒释放分泌物　D. 泡状腺，腺细胞排出分泌颗粒

E. 管状腺，腺细胞解体排出

【正确答案】B

【易错答案】D

【答案分析】此题考查要点为皮脂腺的结构。皮脂腺多位于毛囊与立毛肌之间，为泡状腺。导管较短，为复层扁平上皮，大多开口于毛囊上段。腺泡周边为一层较小的幼稚细胞，称基细胞，胞质嗜碱性。基细胞不断分裂增殖，新生腺细胞体积逐渐变大，并向腺泡中心移动。腺细胞成熟时，胞体呈多边形，胞质内充满脂滴，细胞核固缩，细胞器消失。最后腺细胞解体，连同脂滴一起排出，即为皮脂。皮脂有润滑皮肤、保护毛发的作用。

11. 表皮棘层棘细胞间的细胞连接是（　　　）

A. 中间连接　　　　B. 缝隙连接　　　　C. 紧密连接

D. 桥粒　　　　　　E. 连接复合体

【正确答案】D

【易错答案】C

【答案分析】此题考查要点为表皮棘细胞的细胞连接。棘层位于基底层上方，由4~10层多边形、体积较大的棘细胞组成，细胞表面有许多短小的棘状突起，相邻细胞突起以桥粒相连。

（二）多选题

1. 游离神经末梢存在于（　　　）

A. 毛乳头　　　　B. 表皮　　　　C. 角膜上皮

D. 真皮　　　　　E. 毛根

【正确答案】ABCD

【易错答案】E

【答案分析】此题考查要点为游离神经末梢的分布。皮肤内有丰富的神经末梢，分布于表皮、角膜上皮、毛乳头和真皮的乳头层等部位。

2. 关于黑素细胞的描述，哪些正确（　　　）

A. 来源于胚胎时期的神经嵴　　　B. 胞质含较多的高尔基复合体

C. 细胞能合成和分泌黑素颗粒　　D. 有吞噬能力

E. 胞体位于表皮基底细胞之间

【正确答案】ABCE

【易错答案】D

【答案分析】此题考查要点为黑素细胞。黑素细胞由胚胎时期的神经嵴细胞远距离迁移而来，多位于表皮基底细胞之间，其突起伸入基底细胞和棘细胞之间。黑素细胞内有较多高尔基复合体，还有特征性的黑素体。黑素体由高尔基复合体生成，其内含酪氨酸酶，能将酪氨酸转化为黑色素。当黑素体充满黑色素后，则称黑素颗粒。黑色素能吸收和散射紫外线，可保护深层组织免受辐射损伤。

3. 关于表皮颗粒层细胞的描述，哪些正确（　　　）

A. 细胞排列为一层　　　　　B. 细胞扁平梭形　　　　　C. 胞质内含强嗜碱性的颗粒

D. 颗粒内有溶酶体酶　　　　E. 保持一定的分裂能力

【正确答案】BC

【易错答案】D

【答案分析】此题考查要点为表皮颗粒层细胞。颗粒层由3~5层扁梭形细胞组成。细胞的主要特点是胞质内出现许多透明角质颗粒，颗粒呈强嗜碱性，细胞没有分裂能力。

4. 关于朗格汉斯细胞的描述，哪些正确（　　　）

A. 与角质细胞相连接　　　　B. 体积较大，多突起　　　　C. 胞质内含伯贝克颗粒

D. 主要分布在棘层　　　　　E. 为抗原提呈细胞

【正确答案】BCDE

【易错答案】A

【答案分析】此题考查要点为朗格汉斯细胞。朗格汉斯细胞分散于棘层浅部，与角质层细胞无连接。细胞较大，具有树枝状突起，胞质内含特征性的伯贝克颗粒。该细胞来源于骨髓，属于单核吞噬细胞系统，是皮肤的抗原提呈细胞。

5. 关于皮下组织的描述，哪些正确（　　　）

A. 属疏松结缔组织　　　　　B. 组织中脂肪细胞较多　　　　C. 血管和神经束分布较多

D. 汗腺分泌部可存在此层　　E. 身体不同部位的皮下组织厚度差异较大

【正确答案】ABCDE

【易错答案】漏选D

【答案分析】此题考查要点为皮下组织。皮下组织由疏松结缔组织和脂肪组织组成，含较多血管、淋巴管，神经束分布较多，毛囊根部和汗腺分泌部常延伸至此层。皮下组织的厚薄随个体、年龄、性别和部位而异。易漏选D项。

6. 关于立毛肌的描述，哪些正确（　　　）

A. 属骨骼肌纤维　　　　　　　B. 受运动终板支配

C. 位于毛囊与表皮间的钝角一侧　　D. 分布在真皮

E. 交感神经兴奋时立毛肌收缩

【正确答案】CDE

【易错答案】A

【答案分析】此题考查要点为立毛肌。立毛肌位于毛囊与表皮间的钝角一侧，属于平滑肌，连接毛囊和真皮乳头层。立毛肌受交感神经支配，收缩时使毛竖立和促进皮脂腺分泌。寒冷或惊恐刺激可使立毛肌收缩。

（三）简答题

1. 简述皮肤的结构及功能。

【正确答案】皮肤由表皮和真皮组成，还有由表皮衍生而来的附属器（毛、皮脂腺、汗腺和指（趾）甲等）。表皮为角化的复层扁平上皮，由角质形成细胞和非角质形成细胞组成。真皮为致密结缔组织。皮肤具有屏障、保护、感觉、调节体温及排出代谢产物等功能。

【答案分析】此题重点考查皮肤的结构和功能。

2. 简述皮肤附属器的组成、结构和功能。

【正确答案】皮肤的附属器包括毛、皮脂腺、汗腺和指（趾）甲等组成。毛是由毛干、毛根和毛球构成；皮脂腺为泡状腺，分泌皮脂润滑毛与皮肤，还可杀菌；汗腺为单曲管状腺，由分泌部和导管部组成；指（趾）甲覆盖在手指和脚趾末节背面，甲可以保护指（趾）末节。

【答案分析】此题重点考查皮肤附属器的组成及功能。注意答题时简要概述皮肤附属器的一般组织结构，避免回答成科普性、无专业特点的答案。

3. 简述真皮乳头层组织学特点。

【正确答案】乳头层位于真皮浅层，由结缔组织向表皮基底部突出，形成许多乳头状突起，称真皮乳头。其中具有丰富毛细血管的乳头，称血管乳头；含游离神经末梢和触觉小体的乳头，称神经乳头。

【答案分析】此题重点考查真皮乳头层的结构特点。常见错误是回答不全面，如漏答真皮乳头层概念，漏答血管乳头、神经乳头。

4. 简述毛的组织学结构。

【正确答案】毛分为毛干、毛根和毛球3部分。毛干和毛根由排列规则的角化上皮细胞组成。毛囊分为两层，内层为上皮根鞘，外层为结缔组织鞘。毛球的上皮细胞为幼稚细胞，称毛母质，它们不断增殖分化，向上移动，形成毛根和上皮根鞘的细胞。

【答案分析】此题重点考查毛的组织学结构。常见错误是对毛囊的结构理解错误，或者漏答毛母质。

5. 何为外泌汗腺？

【正确答案】外泌汗腺又称小汗腺，其遍布全身大部分皮肤。小汗腺为单曲管状腺，分泌部腺上皮由1~2层锥体形和立方形细胞组成，外侧有肌上皮细胞。汗腺的导管由两层小立方形细胞组成，胞质弱嗜碱性。

【答案分析】此题重点考查外泌汗腺的概念和组织学结构特点。常见错误是把外泌汗腺与大汗腺混淆，外泌汗腺是指小汗腺，其分布、结构特点及功能均与大汗腺不同。

（四）论述题

1. 试论述表皮的分层、组织结构特点及其相关功能。

【正确答案】表皮位于皮肤浅层，由角化的复层扁平上皮组成。在厚表皮，由深至浅，可清晰地分辨出基底层、棘层、颗粒层、透明层和角质层五层结构，其主要功能是合成角蛋白，参与表皮角化。

基底层附着于基膜，由一层矮柱状或立方形的基底细胞组成。细胞核圆形或椭圆形，胞质呈强嗜碱性。电镜下胞质内可见分散或成束的角蛋白丝，也称张力丝。细胞间以桥粒相连，基底面借半桥粒与基膜相连。基底细胞属幼稚细胞，有活跃的增殖能力，新生的细胞向浅层推移，并分化为其余几层细胞。

棘层位于基底层上方，由4~10层多边形、体积较大的棘细胞组成，细胞表面有许多短小的棘状突起，相邻细胞突起以桥粒相连。棘细胞核较大、圆形，位于细胞中央。胞质丰富，弱嗜碱性，胞质中含较多的张力原纤维。电镜观察胞质中可见多个膜被的卵圆形的板层颗粒，其内容物主要是糖脂和固醇。

颗粒层由3~5层扁梭形细胞组成，位于棘层上方，细胞核和细胞器渐趋退化。细胞的主要特点是胞质内出现许多透明角质颗粒，颗粒呈强嗜碱性。电镜下，透明角质颗粒呈致密均质状，无界膜包被，角蛋白丝常穿入颗粒中。另外，颗粒层细胞含板层颗粒多，板层颗粒的内容物可释放到细胞间隙内，形成多层膜状结构，成为表皮渗透屏障的重要组成部分。

透明层由2~3层更扁的梭形细胞组成。胞核和细胞器已消失，胞质含透明角质。H-E染色细胞透明并显浅红色，折光性强。电镜显示细胞质内充满浸埋在致密均质状基质中的角蛋白丝。

角质层为表皮的最浅层，由多层扁平的角质细胞组成。角质细胞是一些干硬的死细胞，已无细胞核和细胞器，胞质中充满角蛋白，光镜下呈嗜酸性均质状。电镜下，细胞内充满密集、粗大的角蛋白丝束及均质状物质，二者结合的复合体为角蛋白。细胞膜因内面附有一层不溶性蛋白而坚固。细胞间隙中充满板层颗粒释放的脂类物质。浅层角质细胞间桥粒解体，细胞连接松散，脱落后形成皮屑。

【答案分析】此题重点考查表皮的分层及角质形成细胞的组织结构。常见的错误是论述不全面。表皮由深至浅分为基底层、棘层、颗粒层、透明层和角质层5层结构，其主要功能是合成角蛋白，参与表皮角化，应依次详细论述各层的形态结构及其功能特点。

2. 请归纳非角蛋白形成细胞的类型并论述其结构特点和功能。

【正确答案】皮肤中非角质形成细胞，分散存在于表皮深层的角质形成细胞之间，包括黑（色）素细胞、朗格汉斯细胞和梅克尔细胞。黑素细胞数量较其他两种多，除了表皮外，在毛囊和皮下组织也有分布。细胞体形较大，多突起，突起伸入到基底层和棘层的角质形成细胞间。黑素细胞具有合成和释放黑素颗粒的功能，黑素颗粒能吸收紫外线，保护表皮细胞和深部组织。朗格汉细胞星形多突起，主要分散于棘层细胞间，胞质淡染，电镜下可观察到伯贝克颗粒，该细胞与角质形成细胞之间无桥粒连接，细胞属抗原呈递细胞，在皮肤免疫功能方面起重要作用，可识别、捕捉、处理和提呈侵入皮肤的抗原物质。梅克尔细胞体积较小，主要存在于基底层细胞间，细胞核不规则，在细胞底部可与感觉神经末梢形成突触样结构。目前认为梅克尔细胞是一种感觉细胞。

【答案分析】此题重点考查非角蛋白形成细胞的类型并论述其结构特点和功能。常见错误是漏答某种细胞或回答不全面，皮肤中非角质形成细胞包括黑（色）素细胞、朗格汉斯细胞和梅克尔细胞 3 类细胞，依次论述各类细胞的形态结构及其相关功能。

第十三章　感觉器官

◎ **重点** ◎

1. 角膜

2. 位觉感受器

◎ **难点** ◎

1. 视网膜

2. 膜蜗管

常见试题

（一）单选题

1. 不属于角膜特征的是（　　　）

A. 分角膜上皮、前界层、角膜基质、后界层和角膜内皮 5 层　　　B. 富含感觉神经末梢

C. 毛细血管丰富　　　D. 角膜上皮再生能力强

E. 前界层损伤后不能再生

【正确答案】C

【易错答案】E

【答案分析】此题考查要点为角膜。角膜位于眼球的前方，透明无血管。角膜从外向内可以分为 5 层：①角膜上皮，为未角化的复层扁平上皮，再生能力强，上皮内有丰富的游离神经末梢，感觉十分敏锐；②前界层，为一层无细胞的透明的均质层，损伤后不能再生；③角膜基质，为角膜中最厚的一层，基质内无血管，质地透明，此层损伤常形成白色瘢痕，影响视力；④后界层，为一层透明的均质膜；⑤角膜内皮，覆盖在角膜的最内面，为单层扁平上皮。

2. 关于内耳听觉感受器的描述，哪项错误（　　　）

A. 由毛细胞和支持细胞组成　　　B. 毛细胞是感受听觉的细胞　　　C. 螺旋器又称 Corti 器

D. 位于骨螺旋板上　　　E. 毛细胞顶部有听弦

【正确答案】D

【易错答案】E

【答案分析】此题考查要点为内耳听觉感受器。螺旋器是内耳听觉感受器螺旋器，又称柯氏器（Corti），位于膜蜗管的基底膜上。螺旋器由支持细胞和毛细胞组成。毛细胞是感受声波刺

激的细胞，顶部有许多静纤毛呈 "V" 或 "W" 形排列，外毛细胞中较高的静纤毛插入盖膜的胶质中。基底膜中含有从蜗轴向外呈放射状排列的胶原样细丝，称听弦，从蜗底至蜗顶，听弦长度逐渐增长，因此，近蜗底部基底膜的共振频率高，越至蜗顶部，共振频率越低。

3.关于巩膜的结构特点，哪项错误（　　　）

A.有成纤维细胞　　　　　　　B.瓷白色，坚硬不透明　　　　C.无血管，无色素

D.胶原纤维粗大，交织排列　　　E.有神经末梢

【正确答案】C

【易错答案】E

【答案分析】此题考查要点为巩膜。巩膜呈乳白色，质地坚韧不透明，由大量粗大的胶原纤维交织而成。角膜缘内侧部的巩膜静脉窦和小梁网是房水循环的重要结构。巩膜含有血管和神经末梢。

4.关于眼球壁血管膜的描述，哪项错误（　　　）

A.位于眼球壁中层，能营养视网膜　　　　B.分虹膜、睫状体和脉络膜 3 部分

C.富含血管和色素细胞　　　　　　　　　D.具有调节屈光和瞳孔大小的功能

E.脉络膜具有感光功能

【正确答案】E

【易错答案】D

【答案分析】此题考查要点为眼球壁血管膜。血管膜是眼球壁的中层，内有丰富的血管和色素细胞，从前向后可分为虹膜、睫状体和脉络膜 3 个部分，对视网膜具有营养功能，并能调节屈光和调节瞳孔大小的功能。

5.关于位觉感受器的描述，哪项错误（　　　）

A.均由毛细胞和支持细胞组成　　　　　　B.毛细胞基部均与前庭神经终末形成突触

C.均位于椭圆囊和球囊的壁上　　　　　　D.位觉斑、壶腹嵴都是感受位觉

E.均为局部黏膜增厚突入腔内形成

【正确答案】C

【易错答案】E

【答案分析】此题考查要点为位觉感受器。膜半规管在壶腹壁，而椭圆囊和球囊在椭圆囊外侧壁和球囊前壁的黏膜局部增厚突起，分别称壶腹嵴、椭圆囊斑和球囊斑（椭圆囊斑和球囊斑合称位觉斑），均为位觉感受器，均由毛细胞和支持细胞组成，毛细胞基部均与前庭神经终末形成突触，经前庭神经传入中枢。

6.关于视杆细胞的描述，哪项错误（　　　）

A.能感受暗光和绿光　　　B.有内节和外节　　　　　　C.外节是感光部分

D.外节膜盘与胞膜分离　　E.内节是合成蛋白质的部位

【正确答案】A

【易错答案】C

【答案分析】此题考查要点为视杆细胞。视杆细胞在视网膜周围部逐渐增多，细胞核较小，染色较深，胞体向外伸出细长的突起，称为视杆。视杆分内节与外节两段，内节是合成蛋白质的部位，外节为感光部位，含有许多平行排列的膜盘，它们是由外节基部一侧的胞膜内陷，与胞膜分离后形成的独立膜盘。外节顶部衰老的膜盘不断脱落，并被色素上皮细胞吞噬。膜盘上镶嵌的感光物质称视紫红质，感弱光。

7. 对视网膜描述错误的是（　　　）

A. 主要细胞成分有色素上皮细胞、视细胞、双极细胞和节细胞

B. 神经胶质细胞是 Müller 细胞　　　　　　　C. 光镜下可分为 10 层

D. 黄斑中央凹处只有视杆细胞　　　　　　　E. 视神经乳头无感光功能

【正确答案】D

【易错答案】B

【答案分析】此题考查要点为视网膜。视网膜位于血管膜的内面，可分为盲部和视部，视网膜一般指视部而言。视网膜主要由色素上皮细胞、视细胞、双极细胞和节细胞构成，光镜下可分为 10 层。其中的神经胶质细胞主要是放射状胶质细胞，又称米勒（Müller）细胞。视网膜后极的中央凹是视网膜最薄的部分，只有色素上皮和视锥细胞。视神经乳头位于黄斑的鼻侧，是视神经穿出眼球的部位，此处无感光细胞，故又称盲点。

8. 螺旋器位于（　　　）

A. 膜半规管　　　　　　B. 膜蜗管　　　　　　C. 椭圆囊

D. 骨螺旋板　　　　　　E. 膜前庭

【正确答案】B

【易错答案】A

【答案分析】此题考查要点为螺旋器。螺旋器又称柯氏器，位于膜蜗管的基底膜上。膜蜗管的上壁为前庭膜。膜蜗管的外侧壁的上皮含有毛细血管，故称血管纹，内淋巴由此处分泌而来。血管纹下方为增厚的骨膜，称螺旋韧带；膜蜗管的下壁由内侧的骨螺旋板和基底膜构成。骨螺旋板是蜗轴骨组织向外侧延伸而成，其起始部骨膜增厚并突入膜蜗管形成螺旋缘。基底膜内侧与骨螺旋板相连，外侧与螺旋韧带相连。基底膜的上皮增厚形成螺旋器，为听觉感受器。

9. 关于视锥细胞，哪项错误（　　　）

A. 只感受强光　　　　　　B. 有内节和外节　　　　　　C. 外节是感光部分

D. 外节膜盘大多与胞膜不分离　　E. 顶部膜盘不脱离

【正确答案】A

【易错答案】D

【答案分析】此题考查要点为视锥细胞。视锥细胞多集中在黄斑，越向周围越少。视锥细胞胞体伸向外侧的突起呈短圆锥状，故称视锥。外节内的膜盘大多与细胞膜不分离，顶部膜盘也

不脱落，膜盘上嵌有能感受强光和色觉的视色素，由内节不断合成和补充。其感光物质称视色素，感受强光和颜色。

10. 关于玻璃体的描述，哪项错误（　　　）

A. 位于晶状体和视网膜之间　　　　　　B. 为无色透明胶状物

C. 99％为水，含透明质酸、玻璃蛋白等　　D. 有屈光和维持眼球形状等作用

E. 玻璃体损伤后由透明细胞修复

【正确答案】E

【易错答案】C

【答案分析】此题考查要点为玻璃体。玻璃体位于晶状体和视网膜之间，是无色透明的胶状体。含水量达99％，其他为无机盐、透明质酸、玻璃蛋白及胶原原纤维等。玻璃体中央有一个从晶状体后极至视神经乳头中央的透明管，是胚胎时期玻璃体动脉的遗迹。玻璃体流失后不能再生，由房水填充。玻璃体有屈光和维持眼球形状等作用。

11. 能分泌内淋巴的是（　　　）

A. 血管纹　　　　　　B. 前庭膜　　　　　　C. 听弦

D. 盖膜　　　　　　　E. 螺旋器

【正确答案】A

【易错答案】E

【答案分析】此题考查要点为内淋巴的分泌。膜蜗管围绕蜗轴盘旋两周半，切面呈三角形。膜蜗管的上壁为前庭膜，外侧壁的上皮含有毛细血管，故称血管纹，内淋巴由此处分泌而来。

12. 膜迷路不包括（　　　）

A. 膜半规管　　　　　B. 前庭　　　　　　　C. 椭圆囊

D. 球囊　　　　　　　E. 膜蜗管

【正确答案】B

【易错答案】D

【答案分析】此题考查要点为膜迷路。膜迷路套在骨迷路内，相应地分为膜半规管、膜前庭（椭圆囊和球囊）和膜蜗管3部分，膜迷路的管腔相互连通，膜迷路腔内充满内淋巴。

（二）多选题

1. 瞳孔开大肌（　　　）

A. 是虹膜上皮前层细胞特化的肌上皮细胞　　B. 位于瞳孔边缘，呈环形排列

C. 受交感神经支配　　　　　　　　　　　　D. 受副交感神经支配

E. 受躯体运动神经支配

【正确答案】AC

【易错答案】D

【答案分析】此题考查要点为瞳孔开大肌。虹膜由虹膜基质和虹膜上皮两部分组成，其中虹

膜上皮又称视网膜虹膜部，属视网膜盲部，由两层色素细胞组成。前层已特化为肌上皮细胞，靠近瞳孔缘的肌纤维呈环形排列，称瞳孔括约肌，受副交感神经支配，收缩时使瞳孔缩小；在瞳孔括约肌外侧呈放射状排列的肌纤维，称瞳孔开大肌，受交感神经支配，收缩时使瞳孔开大。后层细胞，呈立方形，胞质内充满色素颗粒。

2. 睫状体的功能包括（　　　）

A. 调节瞳孔大小　　　　　　　B. 调节晶状体位置和曲度　　　C. 合成蛋白质修复晶状体

D. 合成蛋白质形成睫状小带　　E. 产生房水

【正确答案】BE

【易错答案】D

【答案分析】此题考查要点为睫状体。睫状体位于虹膜与脉络膜之间，由睫状肌、基质与上皮组成。睫状肌为平滑肌，其收缩具有调节晶状体屈度和小梁间隙，起到使之扩大或缩小的作用。基质为富含血管和色素细胞的结缔组织。睫状体上皮属视网膜盲部，由两层细胞组成。外层为立方形的色素细胞，内层为立方形或矮柱状的非色素细胞，能合成胶原蛋白，分泌房水。

3. 螺旋器的毛细胞（　　　）

A. 分内毛细胞和外毛细胞　　　B. 位于指细胞顶部的凹陷中

C. 有一根动纤毛和许多静纤毛　D. 只有动纤毛　　　　　　　　E. 只有静纤毛

【正确答案】ABE

【易错答案】D

【答案分析】此题考查要点为毛细胞。螺旋器的毛细胞是感受声波刺激的细胞。毛细胞分内毛细胞和外毛细胞，分别位于在内、外指细胞的胞体上。毛细胞顶部有许多静纤毛呈"V"或"W"形排列，外毛细胞中较高的静纤毛插入盖膜的胶质中。

4. 眼的屈光介质包括（　　　）

A. 角膜　　　　　　　　　　　B. 视网膜　　　　　　　　　　C. 晶状体

D. 房水　　　　　　　　　　　E. 玻璃体

【正确答案】ACDE

【易错答案】B

【答案分析】此题考查要点为屈光介质。眼球内容物包括房水、晶状体和玻璃体，均无色透明，与角膜一起组成眼球的屈光介质。

5. 构成螺旋器的主要细胞有（　　　）

A. 柱细胞　　　　　　　　　　B. 指细胞　　　　　　　　　　C. 毛细胞

D. 节细胞　　　　　　　　　　E. 基底细胞

【正确答案】ABC

【易错答案】D

【答案分析】此题考查要点为构成螺旋器的主要细胞。螺旋器由支持细胞和毛细胞组成。支持细胞主要有柱细胞和指细胞。柱细胞排列为内、外两行，分别为内柱细胞和外柱细胞。指细胞也分内指细胞和外指细胞，有支持毛细胞的作用。毛细胞是感受声波刺激的细胞，分内毛细胞和外毛细胞，分别位于在内、外指细胞的胞体上。节细胞是视网膜细胞。

6. 下列哪些是视网膜色素上皮的结构特点（　　　）

A. 为单层立方上皮　　　　　　　　B. 上皮基底面紧贴玻璃膜

C. 细胞顶部有突起伸入视细胞间　　D. 突起分为内节和外节

E. 细胞质内富含黑素颗粒

【正确答案】ABCE

【易错答案】D

【答案分析】此题考查要点为视网膜色素上皮的结构。视网膜色素上皮层为单层矮柱状或单层立方上皮。细胞基底部紧紧附于脉络膜的玻璃膜，基部质膜有发达的质膜内褶。细胞顶部与视细胞相接触，并有大量的突起伸入视细胞之间，但两者之间并无牢固的连接结构。所以，视网膜脱离常发生在这两者之间。色素上皮细胞的主要特点是胞质内含有大量黑素颗粒，可防止强光对视细胞的损害。色素上皮细胞的另一特点是胞质内含有吞噬体，吞噬体内常见被吞入的视细胞膜盘。色素上皮细胞还能储存维生素 A，参与视紫红质的形成。

（三）简答题

1. 何为视杆细胞?

【正确答案】视杆细胞细长，核小而染色深，外突呈杆状，分布在视网膜黄斑以外的周围部。多数膜盘与胞膜分离，形成独立的膜盘，并不断向外节顶端推移，而顶端的膜盘不断老化脱落，被色素上皮细胞吞噬。其感光蛋白称视紫红质，感弱光。

【答案分析】此题重点考查视杆细胞的形态结构及功能。常见错误是把视杆细胞与视锥细胞混淆，视杆细胞感弱光，而视锥细胞感强光，请注意从形态结构、数量等方面加以区别，避免误答。

2. 何为椭圆囊斑和球囊斑?

【正确答案】椭圆囊斑和球囊斑二者合称位觉斑，分别是椭圆囊外侧壁和球囊前壁的黏膜局部增厚形成的斑块状隆起，表面上皮由支持细胞与毛细胞组成。支持细胞游离面有微绒毛，胞质顶部有分泌颗粒，分泌物在位觉斑表面形成一层均质蛋白样胶质膜，称耳石膜或位砂膜，膜表面有细小的碳酸钙结晶，即位砂。毛细胞的毛较短，在最长静纤毛的一侧有一根长而粗的动纤毛。位觉斑接受直线运动开始和终止的刺激，以及头部处于静止时的位觉。

【答案分析】此题重点考查椭圆囊斑和球囊斑的微细结构和功能。常见错误是回答不全面，常常会漏答椭圆囊斑和球囊斑的相关功能特点。

3. 何为壶腹嵴?

【正确答案】壶腹嵴是壶腹部局部黏膜增厚突入腔内形成的嵴状隆起，黏膜上皮由支持细胞和毛细胞组成。支持细胞呈高柱状，其分泌的酸性黏多糖形成圆锥形的胶状物质，覆盖在壶腹嵴上，称壶腹帽。毛细胞呈烧瓶状，位于嵴顶支持细胞间，顶部有许多静纤毛，在静纤毛一侧有一根较长的动纤毛，纤毛伸入壶腹帽中。壶腹嵴感受头部旋转运动开始和终止时的刺激。

【答案分析】此题重点考查壶腹嵴的微细结构及功能。常见错误是回答不全面，常常会漏答壶腹嵴的相关功能特点，也可能会将壶腹嵴与椭圆囊斑和球囊斑的结构混淆，请注意分析对比。

（四）论述题

1. 试论述角膜的组织结构及其相关生理学功能？

【正确答案】角膜位于眼球的前方，透明无血管。角膜从外向内可以分为 5 层：①角膜上皮：为未角化的复层扁平上皮，细胞排列整齐，有 5~6 层。表层细胞游离面有许多短小的突起。上皮基部平坦无乳头，基底层细胞无色素。上皮内有丰富的游离神经末梢，感觉十分敏锐；②前界层：为一层无细胞的透明的均质层，厚约 $10~16\mu m$，含胶原原纤维和基质；③角膜基质：为角膜中最厚的一层，约占整个角膜厚度的 9/10，由许多与表面平行规则排列的胶原纤维组成。纤维排列成层，相邻板层的原纤维排列呈互相垂直的关系，板层之间的狭窄间隙中有扁平并具有细长分支突起的成纤维细胞，能产生基质和纤维，参与角膜损伤的修复；④后界层：结构似前界层，但更薄，它在角膜缘伸向虹膜根部，形成小梁网；⑤角膜内皮：覆盖在角膜的最内面，为单层扁平或立方上皮。角膜成分（特别是纤维）的规则排列、富含水分、无血管和黑素细胞存在，是角膜透明的主要原因。

【答案分析】此题重点考查角膜的组织结构及其功能。常见错误是漏答或者混淆角膜的结构层次，角膜从外向内可以分为 5 层，即角膜上皮、前界层、角膜基质、后界层、角膜内皮，依次论述各层次的形态结构特点及其相关功能。

2. 试述声波的传导途径及完成传导所依赖的组织学结构。

【正确答案】声波的传导途径以空气传导为主。由外耳道传入的声波振动鼓膜，经听小骨传至卵圆窗，引起前庭阶外淋巴振动，继而使前庭膜和膜蜗管的内淋巴也发生振动。前庭阶外淋巴的振动也经蜗孔传到鼓室阶，使基底膜发生共振。基底膜的振动使盖膜与毛细胞的静纤毛接触，毛细胞兴奋，冲动经耳蜗神经传至中枢。在声波传导过程中，关键结构是螺旋器和听弦。其中螺旋器又称 Corti 器，是听觉感受器，由膜蜗管基底膜的上皮增厚形成，由支持细胞和毛细胞组成。支持细胞主要有柱细胞和指细胞。柱细胞基部较宽，中部细长，排列为内、外两行，分别称内柱和外柱细胞，二者之间围成一条三角形的内隧道。内柱细胞内侧有 1 列内指细胞，外柱细胞外侧有 3~5 列外指细胞。指细胞顶部凹陷内托着一个毛细胞，因此，毛细胞也分为 1 列内毛细胞和 3~5 列外毛细胞。毛细胞顶部有许多静纤毛呈 "V" 或 "W" 形排列。螺旋缘表面上皮分泌形成胶质性的盖膜，盖在螺旋器上方。听弦是螺旋器基底膜中的大量胶原样细丝，从蜗轴向外呈放射状排列。从蜗底至蜗顶，听弦由短变长，故蜗底的基底膜能与高频振动发生共振，蜗顶的基底膜能与低频振动发生共振。

【答案分析】此题重点考查声波的传导途径及传导过程中关键部位的组织学结构。常见错误是回答不够全面，应首先回答声波的传导途径，在此基础上分析关键部位的组织学结构特点。

第十四章　内分泌系统

◎ 重点 ◎

1. 甲状腺：甲状腺的组织结构，滤泡上皮的结构，甲状腺素的合成、贮存、碘化与释放过程，滤泡旁细胞的分布与功能

2. 肾上腺：肾上腺皮质各带的结构特征与功能，髓质嗜铬细胞的结构与功能

3. 垂体：垂体的分部，远侧部细胞的类型、结构与功能

◎ 难点 ◎

1. 甲状腺素的合成、贮存、碘化与释放过程

2. 垂体门脉系统的位置、组成与功能

3. 神经垂体的结构特征及其与下丘脑的关系

常见试题

（一）单选题

1. 哪种细胞分泌过盛可引发肢端肥大症（　　　）

A. 垂体细胞　　　　　　　　B. 嗜碱性细胞　　　　　　C. 嗜酸性细胞

D. 嫌色细胞　　　　　　　　E. 胶质细胞

【正确答案】C

【易错答案】B

【答案分析】此题考查要点为肢端肥大症的病因。垂体远侧部细胞种类多，容易混淆。肢端肥大症是成人生长激素分泌过多引起，生长激素是由生长激素细胞分泌的，生长激素细胞是嗜酸性细胞。嗜酸性细胞分两种，即生长激素细胞和催乳激素细胞。生长激素细胞能合成和释放生长激素。生长激素能促进体内多种代谢过程，尤能刺激骺软骨生长，使骨增长。在幼年时期，生长激素分泌不足可致垂体侏儒症，分泌过多引起巨人症，成人则发生肢端肥大症。

2. 腺垂体分为（　　　）

A. 前叶和后叶　　　　　　　B. 远侧部、结节部和中间部　　C. 前叶和漏斗部

D. 远侧部、中间部和漏斗　　E. 前叶、中间部和后叶

【正确答案】B

【易错答案】D

【答案分析】此题考查要点为腺垂体的组成。首先要明确前叶和后叶的概念、腺垂体和神经垂体的概念。垂体由腺垂体和神经垂体两部分组成，腺垂体分为远侧部、中间部及结节部三部分。神经垂体分为神经部和漏斗两部分，漏斗与下丘脑相连。

3.垂体细胞是（　　　　）

A.内分泌细胞　　　　　　　　B.神经元　　　　　　　　C.神经内分泌细胞

D.神经胶质细胞　　　　　　　E.分泌细胞

【正确答案】D

【易错答案】A

【答案分析】此题考查要点为垂体细胞。垂体是重要的内分泌器官，但垂体细胞却是神经部的神经胶质细胞，具有支持和营养神经纤维的作用。

4.分泌甲状旁腺激素的细胞是（　　　　）

A.主细胞　　　　　　　　　　B.嗜碱性细胞　　　　　　C.滤泡旁细胞

D.嗜酸性细胞　　　　　　　　E.旁分泌细胞

【正确答案】A

【易错答案】C

【答案分析】此题考查要点为分泌甲状旁腺激素的细胞。滤泡旁细胞分泌降钙素，易与甲状旁腺素（升钙素）混淆。甲状旁腺腺细胞包括主细胞和嗜酸性细胞两种，其中主细胞分泌甲状旁腺激素，嗜酸性细胞功能不明。

5.盐皮质激素由何处分泌（　　　　）

A.肾上腺球状带　　　　　　　B.肾上腺束状带　　　　　C.肾上腺网状带

D.垂体结节部　　　　　　　　E.淋巴结皮质

【正确答案】A

【易错答案】D

【答案分析】此题考查要点为盐皮质激素的分泌、肾上腺皮质的分区和功能。肾上腺皮质可分为球状带、束状带和网状带，其中球状带分泌盐皮质激素，束状带分泌糖皮质激素，网状带分泌雄激素、少量雌激素和糖皮质激素。

6.糖皮质激素主要分泌处是（　　　　）

A.肾上腺球状带　　　　　　　B.肾上腺束状带　　　　　C.肾上腺网状带

D.垂体结节部　　　　　　　　E.淋巴结皮质

【正确答案】B

【易错答案】C

【答案分析】此题考查要点为分泌糖皮质激素的细胞。肾上腺皮质可分为球状带、束状带和网状带，其中球状带分泌盐皮质激素，束状带分泌糖皮质激素，网状带分泌雄激素、少量雌激素和糖皮质激素。

7. 细胞质内含有嗜铬颗粒的细胞是（　　　）

A. 肾上腺皮质细胞 　　　B. 促肾上腺皮质激素细胞 　　　C. 肾上腺髓质细胞

D. 交感神经节细胞 　　　E. 颗粒细胞

【正确答案】C

【易错答案】D

【答案分析】此题考查要点为肾上腺髓质嗜铬细胞。嗜铬细胞位于肾上腺髓质。肾上腺髓质细胞呈多边形，胞质中含有嗜铬颗粒，故又称为嗜铬细胞。

8. 分泌促肾上腺皮质激素的细胞是（　　　）

A. 肾上腺球状带细胞 　　　B. 肾上腺束状带细胞 　　　C. 垂体远侧部嗜碱性细胞

D. 垂体远侧部嗜酸性细胞 　　　E. 肾上腺网状带细胞

【正确答案】C

【易错答案】D

【答案分析】此题考查要点为分泌促肾上腺皮质激素的细胞。肾上腺各带的功能、垂体各部的功能，易混淆。肾上腺球状带分泌盐皮质激素，束状带分泌糖皮质激素。垂体远侧部嗜酸性细胞分泌生长激素和催乳激素，嗜碱性细胞分泌促肾上腺皮质激素、促甲状腺激素和促性腺激素。

9. 抗利尿激素合成于（　　　）

A. 下丘脑弓状核（漏斗部） 　　　B. 下丘脑结节部 　　　C. 下丘脑视上核和室旁核

D. 下丘脑视上核 　　　E. 垂体神经部

【正确答案】C

【易错答案】D

【答案分析】此题考查要点为抗利尿激素合成分泌的部位。下丘脑视上核、室旁核、弓状核均可分泌激素，属于神经内分泌细胞。而下丘脑视上核和室旁核可合成抗利尿激素（加压素）和催产素，运送至垂体神经部释放。

10. 滤泡旁细胞分泌（　　　）

A. 松弛素 　　　B. 催乳素 　　　C. 生长素

D. 降钙素 　　　E. 抑制素

【正确答案】D

【易错答案】A

【答案分析】此题考查要点为滤泡旁细胞的功能。妊娠黄体分泌松弛素，垂体远侧部嗜酸性细胞分泌催乳激素和生长激素，滤泡旁细胞分泌降钙素。

11. 视上核分泌物运抵神经垂体的途径是（　　　）

A. 漏斗柄 　　　B. 结节垂体束 　　　C. 垂体门脉系统

D. 下丘脑垂体束 　　　E 垂体下动脉

【正确答案】D

【易错答案】C

【答案分析】此题考查要点为视上核的分泌途径。弓状核的神经内分泌细胞将轴突伸至垂体漏斗部，将激素释放入垂体门脉系统。视上核分泌物经下丘脑垂体束运抵神经部。

12. 属于腺垂体远侧部的结构是（　　　）

A. 嗜酸粒细胞　　　　　　B. 嗜碱粒细胞　　　　　　C. 赫令体

D. 嫌色细胞　　　　　　E. 尼氏体

【正确答案】D

【易错答案】C

【答案分析】此题考查要点为腺垂体远侧部的结构。腺垂体远侧部由嗜酸性细胞、嗜碱性细胞、嫌色细胞构成。赫令体是垂体神经部的结构。尼氏体位于神经元内。嗜酸粒细胞、嗜碱粒细胞属于白细胞。

13. 分泌降钙素的细胞是（　　　）

A. 甲状腺滤泡上皮细胞　　　B. 滤泡旁细胞　　　　　　C. 甲状旁腺主细胞

D. 甲状旁腺嗜酸性细胞　　　E. 滤泡上皮

【正确答案】B

【易错答案】C

【答案分析】此题考查要点为降钙素的分泌细胞。降钙素与甲状旁腺激素易混淆。甲状腺滤泡上皮细胞分泌甲状腺素；分泌降钙素的是滤泡旁细胞。甲状旁腺主细胞分泌可升钙的甲状旁腺激素；甲状旁腺嗜酸性细胞功能不明。

14. 关于内分泌腺的描述，错误的是（　　　）

A. 所有的内分泌细胞部存在于内分泌腺中　　　B. 腺细胞排列成索状、团状或围成滤泡

C. 腺细胞之间有丰富的毛细血管网　　　　　　D. 内分泌腺细胞的分泌物称为激素

E. 激素的作用细胞称靶细胞。

【正确答案】A

【易错答案】E

【答案分析】此题考查要点为内分泌腺的结构特点。内分泌腺的特点是有些内分泌细胞散在分布或成团分布于其他器官中，如消化管内的内分泌细胞、胰腺中的胰岛。注意靶细胞、靶器官、激素的概念。

15. 催产素从何处释放入血（　　　）

A. 子宫　　　　　　B. 卵巢　　　　　　C. 神经垂体

D. 腺垂体　　　　　　E. 室旁核

【正确答案】C

【易错答案】A

【答案分析】此题考查要点为垂体神经部激素催产素的来源。催产素由下丘脑视上核和室旁

核合成，运送至神经垂体释放入血，而不是子宫或卵巢。

16.关于脑垂体神经部的结构成分，哪项错误（   ）

A.分泌神经元   B.垂体细胞   C.无髓神经纤维

D.丰富的毛细血管网   E.赫令体

【正确答案】A

【易错答案】C

【答案分析】此题考查要点为垂体神经部的结构组成。神经部不含分泌神经元，分泌神经元位于下丘脑。神经部主要由无髓神经纤维和垂体细胞组成，无随神经纤维中的轴突内含赫令体，含丰富的窦状毛细血管。

17.神经垂体的功能是（   ）

A.合成激素   B.调节脑垂体的活动

C.贮存和释放下丘脑激素的场所   D.受下丘脑分泌物的调节   E.传导冲动

【正确答案】C

【易错答案】D

【答案分析】此题考查要点为神经垂体的功能。受下丘脑分泌物调节的是神经垂体。神经垂体的功能是贮存和释放下丘脑合成的激素，而下丘脑具有合成激素、调节腺垂体活动的功能。

18.关于甲状腺的结构特征，哪项错误（   ）

A.由滤泡上皮组成滤泡状结构   B.滤泡内含胶状物

C.上皮的高低与功能状态无关   D.胞质内含分泌颗粒   E.滤泡上皮为单层上皮

【正确答案】C

【易错答案】E

【答案分析】此题考查要点为甲状腺的结构特征。甲状腺滤泡由单层立方的滤泡上皮细胞围成，滤泡腔内充满透明的胶质。滤泡上皮细胞因功能状态而有形态变化。顶部胞质内有电子密度中等、体积很小的分泌颗粒，还有从滤泡腔经胞吞作用摄入的低电子密度的胶质小泡。故选 C。

19.关于甲状腺素的形成，哪项错误（   ）

A.滤泡上皮细胞自血中摄取氨基酸

B.在滤泡上皮细胞内摄入的碘与甲状腺球蛋白结合

C.在粗面内质网和高尔基复合体合成加工

D.分泌颗粒以胞吐方式入滤泡腔贮存

E.滤泡上皮细胞自血中摄取碘

【正确答案】B

【易错答案】D

【答案分析】此题考查要点为甲状腺素的合成过程。甲状腺激素的合成和分泌过程可概括为合成、贮存、碘化、重吸收、分解和释放几个步骤。滤泡上皮细胞从血中摄取氨基酸，并在粗面内质网合成甲状腺球蛋白的前体,继而在高尔基复合体加糖基并浓缩形成甲状腺球蛋白颗粒,再以胞吐方式排放到滤泡腔内贮存;滤泡上皮细胞还从血中摄取I⁻,活化后再进入滤泡腔与甲状腺球蛋白结合成碘化甲状腺球蛋白;滤泡上皮细胞以胞饮方式将滤泡腔内的碘化甲状腺球蛋白重吸收入胞质,成为胶质小泡;胶质小泡与溶酶体融合,小泡内的碘化甲状腺球蛋白被蛋白水解酶分解,形成甲状腺素（T_3 和 T_4）,再经滤泡上皮细胞基底部释放入毛细血管内。

20. 下列哪种细胞不分泌类固醇激素（　　　）

A. 垂体嗜酸性细胞　　　　B. 睾丸间质细胞　　　　C. 卵巢门细胞

D. 肾上腺皮质细胞　　　　E. 粒黄体细胞

【正确答案】A

【易错答案】B、C、D、E

【答案分析】此题考查要点为分泌类固醇激素的细胞。类固醇激素分泌细胞的光镜结构特点是,胞质内含有脂滴呈泡沫状,而含氮激素分泌细胞的特点是胞质内含有分泌物颗粒。垂体嗜酸性细胞分泌含氮激素。其他项均为分泌类固醇激素的细胞。

（二）多选题

1. 关于内分泌腺,哪项正确（　　　）

A. 无导管　　　　　　　　　　　B. 毛细血管丰富

C. 腺细胞排列成索状、团状或滤泡状　　D. 有导管

E. 其分泌物为激素

【正确答案】ABCE

【易错答案】D

【答案分析】此题考查要点为内分泌腺的结构特点。内分泌腺的结构特点是腺细胞排列成索状、团状或围成泡状,无排送分泌物的导管,毛细血管丰富。

2. 类固醇激素分泌细胞的超微结构特点是（　　　）

A. 不形成分泌颗粒　　　B. 富含滑面内质网　　　C. 线粒体嵴多呈管泡状

D. 含较多脂滴　　　　　E. 富含粗面内质网

【正确答案】ABCD

【易错答案】E

【答案分析】此题考查要点为类固醇激素分泌细胞的超微结构特点。类固醇激素分泌细胞的超微结构特点不容易记忆完整。其分泌细胞的超微结构特点是,胞质内含有与合成类固醇激素有关的滑面内质网、脂滴和线粒体,线粒体嵴多呈管泡状,无分泌颗粒。

3. 腺垂体的嗜碱性细胞分泌（　　　）

A. 促肾上腺皮质激素　　B. 生长激素　　　　C. 促甲状腺素

D. 卵泡刺激素　　　　　E. 黄体生成素

【正确答案】ACDE

【易错答案】B

【答案分析】此题考查要点为腺垂体嗜碱性细胞的功能。垂体分泌的激素种类繁多，易混淆。腺垂体嗜碱性细胞分泌促肾上腺皮质激素、促甲状腺激素和促性腺激素（卵泡刺激素和黄体生成素）。

4. 参与调节血钙浓度的是（   ）

A. 垂体嗜碱性细胞　　　　B. 甲状旁腺主细胞　　　　C. 甲状腺主细胞

D. 甲状腺滤泡旁细胞　　　　E. 甲状旁腺滤泡旁细胞

【正确答案】BD

【易错答案】E

【答案分析】此题考查要点为参与血钙浓度调节的细胞。甲状腺滤泡旁细胞可分泌降钙素，甲状旁腺主细胞可分泌升高血钙的甲状旁腺激素，共同调节血钙浓度。

5. 肾上腺皮质的结构特点包括（   ）

A. 血窦丰富　　　　　　　　　　　　　B. 腺细胞可分泌类固醇激素

C. 由表及里分为球状带、束状带和网状带　　　D. 网状带最宽

E. 含有嗜铬细胞

【正确答案】ABC

【易错答案】D

【答案分析】此题考查要点为肾上腺皮质的结构。肾上腺皮质分泌的激素都是类固醇激素。这一点学习不深入的同学容易忽视。束状带最宽，故 D 错。嗜铬细胞在肾上腺髓质。

（三）简答题

1. 简述肾上腺皮质的结构与功能。

【正确答案】肾上腺外包以结缔组织被膜，间质含大量的血窦。实质分为外周的皮质和中央的髓质，皮质从外向内由球状带、束状带和网状带构成。

（1）球状带：细胞较小，聚集成团状，分泌盐皮质激素，多为醛固酮。盐皮质激素能促进肾远曲小管和集合管重吸收 Na^+，排出 K^+，并刺激胃黏膜等吸收 Na^+。

（2）束状带：细胞较大，排成索状，胞质含大量脂滴，因此染色较浅，分泌糖皮质激素，多为皮质醇，糖皮质激素促使蛋白质和脂肪的分解，抑制免疫应答和抗炎症。

（3）网状带：细胞较小，排成索状后吻合成网，胞质嗜酸性，分泌雄激素、少量的雌激素和糖皮质激素。

【答案分析】此题重点考查肾上腺皮质的结构与功能。描述皮质结构首先要说明"从外向内"皮质由球状带、束状带和网状带构成，注意 3 个带的排列顺序，再回答 3 个带的细胞结构特点与功能。

2. 简述腺垂体远侧部细胞的组成及功能。

【正确答案】腺垂体远侧部细胞包括嗜酸性细胞、嗜碱性细胞和嫌色细胞。

（1）嗜酸性细胞：包括生长激素细胞和催乳激素细胞。生长激素细胞分泌生长激素。催乳激素细胞分泌催乳激素，其作用为促进乳腺的发育和乳汁的分泌。

（2）嗜碱性细胞：分为3种。促甲状腺激素细胞，分泌促甲状腺激素。促肾上腺皮质激素细胞分泌促肾上腺皮质激素，可促进肾上腺皮质束状带糖皮质激素的分泌。促性腺激素细胞分泌卵泡刺激素和黄体生成素，卵泡刺激素于女性刺激卵巢内卵泡发育，于男性刺激睾丸支持细胞合成分泌雄激素结合蛋白；黄体生成素于女性促进卵巢排卵和黄体形成，于男性刺激睾丸间质细胞合成分泌雄激素。

（3）嫌色细胞：约占远侧部腺细胞总数的50%，胞体较小，细胞质少，着色浅，细胞界限不清。

【答案分析】此题重点考查腺垂体远侧部细胞的组成及功能。腺垂体远侧部细胞中的嗜酸性细胞、嗜碱性细胞，注意与白细胞中的嗜酸性粒细胞、嗜碱性粒细胞的名称区别。另外，内分泌细胞的功能与结构同等重要，要知道激素是哪个细胞分泌的。

第十五章　男性生殖系统

◎ **重点** ◎

1. 睾丸的一般结构

2. 生精小管的结构特点

3. 精子的形成过程

4. 支持细胞的结构及功能

5. 睾丸间质细胞的结构特点与功能

◎ **难点** ◎

1. 各级生精细胞的形态结构特点

2. 血－睾屏障的组成及意义

常见试题

（一）单选题

1. 青春期后，构成生精上皮的细胞有（　　　）

A. 精母细胞和支持细胞 　　　　B. 精原细胞和支持细胞

C. 生精细胞和支持细胞 　　　　D. 精子细胞和支持细胞

E. 初级精母细胞和次级精母细胞

【正确答案】C

【易错答案】B

【答案分析】此题考查要点是生精上皮的构成。生精小管管壁是由生精上皮构成的。生精上皮是一特殊的复层上皮，由生精小管的管壁生精细胞和支持细胞共同组成，两者的结构与功能均不同。

2. 第一次减数分裂发生于（　　　）

A. 精原细胞 　　　　B. 初级精母细胞 　　　　C. 次级精母细胞

D. 精子细胞 　　　　E. 精子

【正确答案】B

【易错答案】C

【答案分析】此题考查要点是减数分裂及其发生的部位。减数分裂发生于生殖细胞，在精子发生过程中，通过减数分裂使生殖细胞的染色体减少一半，形成单倍体的精子。第一次减数分裂发生于初级精母细胞，第二次成熟分裂发生于次级精母细胞。

3.生精细胞的每个同源细胞群之间始终存在（　　　）

A.桥粒　　　　　　　　B.缝隙连接　　　　　　　　C.细胞间桥

D.细胞间质　　　　　　E.细胞质桥

【正确答案】E

【易错答案】A

【答案分析】此题考查要点是精子发生中的同源细胞群。一个精原细胞增殖分化所产生的各级生精细胞之间的细胞质并未完全分开，细胞间始终有胞质桥相连，形成一个个同步发育的细胞群。从精原细胞发育到精子形成，约需64天。桥粒为相邻细胞间牢固的连接方式，多见于皮肤等处的复层扁平上皮处。

4.精子发生的干细胞是（　　　）

A.A型生精细胞　　　　B.A型精母细胞　　　　　　C.A型精原细胞

D.B型精原细胞　　　　E.B型生精细胞

【正确答案】C

【易错答案】A

【答案分析】此题考查要点是生精细胞的干细胞。精原细胞分A、B两型，A型精原细胞是生精细胞中的干细胞；B型精原细胞经过数次分裂后，分化为初级精母细胞。此题首先要明确生精细胞、精母细胞、精原细胞与精子细胞之间的关系。

5.生精细胞中体积最大的细胞是（　　　）

A.支持细胞　　　　　　B.A型精原细胞　　　　　　C.B型精原细胞

D.初级精母细胞　　　　E.次级精母细胞

【正确答案】D

【易错答案】E

【答案分析】此题考查要点是初级精母细胞的结构特点。由B型精原细胞分化而来的初级精母细胞（2nDNA），需经过DNA复制后形成含4nDNA的初级精母细胞后，才能进行第一次减数分裂，形成2个次级精母细胞（2nDNA）。故初级精母细胞体积最大，直径约18μm，核大而圆，染色体核型为46，XY。

6.不属于生精小管的细胞是（　　　）

A.支持细胞　　　　　　B.间质细胞　　　　　　　　C.精原细胞

D.初级精母细胞　　　　E.精子细胞

【正确答案】B

【易错答案】A

【答案分析】此题考查要点是生精小管的管壁细胞构成。间质细胞位于睾丸间质中。生精小管的管壁细胞包括支持细胞和生精细胞，后者由精原细胞、初级精母细胞、次级精母细胞、精子细胞和精子组成。

7.分泌雄激素的细胞是（　　）

A.精原细胞　　　　　　　B.精子细胞　　　　　　　C.支持细胞

D.睾丸间质细胞　　　　　　E.初级精母细胞

【正确答案】D

【易错答案】C

【答案分析】此题考查要点是睾丸间质细胞的功能。睾丸间质细胞位于睾丸间质中，多成群分布于生精小管之间，细胞体积较大，圆形或多边形，胞质嗜酸性较强，核圆。间质细胞是一种内分泌细胞，其在黄体生成素作用下分泌雄激素，后者可促进精子发生及男性生殖器官的发育与分化，可维持第二性征和性功能。

8.分泌雄激素结合蛋白的是（　　）

A.精子细胞　　　　　　　B.初级精母细胞　　　　　　C.支持细胞

D.生精上皮　　　　　　　E.精原细胞

【正确答案】C

【易错答案】D

【答案分析】此题考查要点是雄激素结合蛋白。支持细胞在卵泡刺激素和雄激素的作用下，可合成和分泌雄激素结合蛋白（ABP），ABP与雄激素结合，可保持生精小管内雄激素的水平，促进生精小管内的精子发生。

9.经过形态变化演变为精子的细胞是（　　）

A.A型精原细胞　　　　　　B.B型精原细胞　　　　　　C.初级精母细胞

D.次级精母细胞　　　　　　E.精子细胞

【正确答案】E

【易错答案】D

【答案分析】此题考查要点是精子形成的概念。精子形成指精子细胞不再分裂，经复杂的变化，由圆形逐渐分化转变为蝌蚪状精子的过程。精子为单倍体，分头、尾两部分。

10.有关细胞的染色体核型，正确的是（　　）

A.受精卵核型46，XY　　　　　　　　　　　　B.精子核型23，Y

C.精原细胞核型23，Y 或23，X　　　　　　　　D.第一极体核型23，X/Y

E.精子细胞核型23，X 或23，Y

【正确答案】E

【易错答案】B

【答案分析】此题考查要点是多种细胞的核型。精子细胞是单倍体细胞，其核型为23，X

或 23，Y。精子核型 23，Y 或 23，X。受精卵核型应为 46，XY 或 46，XX。精原细胞核型应为 46，XY。第一极体核型应为 23，X。

11. 在睾丸切片中，不易见到的生精细胞是（　　　）

A. 精子　　　　　　　　　　B. 精子细胞　　　　　　　　C. 次级精母细胞

D. 初级精母细胞　　　　　　E. 精原细胞

【正确答案】C

【易错答案】E

【答案分析】此题考查要点是次级精母细胞。一个初级精母细胞经第一次减数分裂，形成 2 个次级精母细胞，染色体核型为 23，X 或 23，Y（2nDNA）。因次级精母细胞不进行 DNA 复制，即进入第二次减数分裂，形成两个精子细胞，故次级精母细胞存在时间短，在生精小管切面中不易见到。精原细胞数量多，体积小，靠基膜排列。

12. 有关睾丸的结构，哪项错误（　　　）

A. 白膜在睾丸后缘增厚形成睾丸纵隔

B. 纵隔呈放射状伸入睾丸间质，分隔形成锥形的睾丸小叶

C. 每个睾丸小叶内有 1~4 条弯曲细长生精小管

D. 生精小管末端变成短而直的直精小管

E. 直精小管进入睾丸纵隔，相互吻合呈网形成睾丸网

【正确答案】B

【易错答案】A

【答案分析】此题考查要点是睾丸的实质与间质结构。注意区分睾丸实质与间质的不同。白膜在睾丸后缘增厚形成睾丸纵隔，睾丸纵隔呈放射状伸入睾丸实质中，将实质分隔形成锥形的睾丸小叶。睾丸间质在生精小管之间。

13. 关于生精细胞的分裂，错误的是（　　　）

A. 精子细胞不能进行分裂　　　　B. 精原细胞以有丝分裂的方式增殖

C. 两次减数分裂中 DNA 仅复制一次　　D. 1 个 A 型精原细胞分裂为 2 个 B 型精原细胞

E. 1 个次级精母细胞经过成熟分裂，最终产生 2 个精子

【正确答案】D

【易错答案】C

【答案分析】此题考查要点是生精细胞的不同分裂方式。精原细胞以有丝分裂的方式增殖，A 型精原细胞是生精细胞中的干细胞，只有一部分 A 型精原细胞分化为 B 型精原细胞。B 型精原细胞经过数次分裂后，分化为初级精母细胞。减数分裂发生于初级精母细胞和次级精母细胞，两次减数分裂中 DNA 仅复制一次。故 1 个初级精母细胞经过减数分裂，最终产生 4 个单倍体的精子。

14. 关于生精小管支持细胞，哪项是错误的（　　　）

A. 细胞呈长锥形，基部附于基膜，顶端达到腔面

B. 核呈椭圆形，或不规则形，核仁明显

C. 细胞界限不清楚，细胞两侧及顶端有生精细胞嵌入

D. 参与构成血－睾屏障，吞噬精子形成时产生的残余胞质

E. 能合成和分泌雄激素，促进精子发生

【正确答案】E

【易错答案】A、B、C、D

【答案分析】此题考查要点是支持细胞的结构与功能。睾丸间质细胞可合成和分泌雄激素，促进精子发生。而支持细胞呈长锥形，细胞界限不清楚，核呈椭圆形或不规则形，核仁明显；对生精细胞具有支持和营养作用，可吞噬、消化变性和凋亡的精子及残余胞质，可分泌雄激素结合蛋白和抑制素，并参与构成血－睾屏障。

15. 在精子形成在过程中，哪项是错误的（　　　）

A. 核浓缩，构成精子的头部　　　B. 高尔基复合体形成顶体泡，构成顶体

C. 中心体并入顶体泡　　　　　　D. 线粒体向轴丝汇聚，构成线粒体鞘

E. 多余的胞质脱落，形成残余体

【正确答案】C

【易错答案】B

【答案分析】此题考查要点是精子形成过程中的主要变化。由圆形精子细胞变为蝌蚪状精子的过程中，中心粒迁移到细胞核的尾侧（顶体的相对侧），发出轴丝，线粒体汇聚于轴丝近核端，形成线粒体鞘。随着轴丝逐渐增长，精子细胞变长，形成精子尾部（或称鞭毛）。

（二）多选题

1. 位于近腔室的细胞有（　　　）

A. 精原细胞　　　　　　　　B. 初级精母细胞　　　　　　C. 次级精母细胞

D. 精子细胞　　　　　　　　E. 精子

【正确答案】BCDE

【易错答案】A

【答案分析】此题考查要点是区分基底室与近腔室。相邻支持细胞的侧突形成紧密连接，将生精上皮分成基底室和近腔室两部分。基底室位于生精上皮基膜和支持细胞紧密连接之间，内有精原细胞；近腔室位于支持细胞紧密连接以上，与生精小管管腔相通，内有各级精母细胞、精子细胞和精子。

2. 电镜下支持细胞的结构特点是（　　　）

A. 细胞呈不规则锥形　　　　　B. 胞质内含细胞器很少

C. 侧面和腔面有很多凹陷　　　D. 相邻细胞近基部侧面形成桥粒

E. 有许多微丝和微管

【正确答案】ACE

【易错答案】B、D

【答案分析】此题考查要点是支持细胞的超微结构，应结合功能记忆。每个生精小管的横断面有8~11个支持细胞，分布于生精细胞之间。电镜观察，支持细胞呈不规则锥体形，基部紧贴基膜，顶部伸达管腔，侧面和腔面镶嵌着各级生精细胞。胞质内细胞器丰富，高尔基复合体较发达，有丰富的粗面内质网、滑面内质网、线粒体、溶酶体和糖原颗粒，并有许多微丝和微管，利于完成其功能。相邻支持细胞侧面近基部的细胞膜形成紧密连接，紧密连接是构成血－睾屏障的主要结构。

3.附睾的结构包括（ 　　）

A.输出小管　　　　　　B.睾丸网　　　　　　C.直精小管

D.附睾管　　　　　　　E.生精小管

【正确答案】AD

【易错答案】C

【答案分析】此题考查要点是区分附睾与睾丸的结构。附睾分头、体和尾3部分，头部主要由输出小管组成，体部和尾部由附睾管组成。睾丸网、直精小管、生精小管属于睾丸的结构。

4.含2nDNA的生精上皮是（ 　　）

A.精子细胞　　　　　　B.支持细胞　　　　　　C.精原细胞

D.初级精母细胞　　　　E.次级精母细胞

【正确答案】BCE

【易错答案】A

【答案分析】此题考查要点是生精上皮中DNA含量的动态变化。生精上皮由支持细胞和生精细胞组成。生精细胞包括精原细胞、初级精母细胞、次级精母细胞、精子细胞和精子。其中，精子细胞为单倍体细胞（1nDNA），初级精母细胞经DNA复制后为4nDNA。

5.有关初级精母细胞，正确的是（ 　　）

A.在生精小管切片中较多见　　B.染色体核型为46，XX或46，XY

C.DNA复制后为4nDNA　　　　D.进行第一次成熟分裂

E.由B型精原细胞分化而成

【正确答案】ACDE

【易错答案】B

【答案分析】此题考查要点是初级精母细胞的结构特点。初级精母细胞由B型精原细胞分化而成，位于精原细胞内侧，体积较大，染色体核型为46，XY。经过DNA复制后（4nDNA），完成第一次减数分裂，形成2个次级精母细胞。因其在第一次减数分裂的分裂前期历时较长，故在生精小管的切面中常可见到处于不同增殖阶段的初级精母细胞。

6.有关顶体下列哪些是正确的（　　　）

A. 位于精子头部　　　　　　　B. 为受精提供能量　　　　　C. 顶体由溶酶体演变而来

D. 内含多种水解酶　　　　　　E. 呈帽状覆盖核的前 2/3

【正确答案】ADE

【易错答案】B、C

【答案分析】此题考查要点是精子顶体的形成、分布、结构及功能。精子分头、尾两部。头部正面观呈卵圆形，其核的前2/3有顶体呈帽状覆盖。顶体由高尔基复合体形成，内含多种水解酶，其酶的释放对受精起重要作用。为受精提供能量的是线粒体。

7.有关支持细胞的功能，正确的是（　　　）

A. 吞噬和消化作用　　　　　　B. 分泌雄激素结合蛋白和生长抑素

C. 支持和营养作用　　　　　　D. 分泌雄激素

E. 参与构成血 – 睾屏障

【正确答案】ACE

【易错答案】B、D

【答案分析】此题考查要点是支持细胞的功能。支持细胞可分泌雄激素结合蛋白和抑制素，生长抑素和雄激素分别由胰岛 D 细胞和睾丸间质细胞分泌。注意区别抑制素和生长抑素。

（三）简答题

简述生精小管的组织结构与功能。

【正确答案】生精小管主要由生精上皮构成。生精上皮由支持细胞和生精细胞组成，上皮下的基膜明显，基膜外侧有胶原纤维和一些梭形的肌样细胞。

（1）生精细胞：包括精原细胞、初级精母细胞、次级精母细胞、精子细胞和精子。

（2）支持细胞：轮廓不清，核常呈不规则形，染色浅，核仁明显。电镜观察支持细胞呈不规则锥体形，基部紧贴基膜，顶部伸达管腔，侧面和腔面有许多不规则凹陷，其内镶嵌着各级生精细胞。相邻支持细胞侧面近基部的胞膜形成紧密连接，构成血 – 睾屏障的主要结构。

【答案分析】此题重点考查生精小管的组织结构与功能。注意生精小管的生精上皮是一类特殊的上皮，只分布于生精小管管壁，所以支持细胞属于上皮细胞。另外，支持细胞是构成血 – 睾屏障的主要结构。

（四）论述题

试述精子发生的主要变化过程。

【正确答案】青春期开始后，在腺垂体分泌的促性腺激素的作用下，精子开始发生。从精原细胞到形成精子的连续增殖分化过程称精子发生，包括 3 个阶段。

（1）精原细胞增殖期：A 型精原细胞是最幼稚的生殖细胞，可不断分裂增殖。一部分子细胞继续作为干细胞；另一部分子细胞分化为 B 型精原细胞。B 型精原细胞经过数次分裂后，分化为初级精母细胞。

（2）精母细胞减数分裂期：初级精母细胞经过 DNA 复制后，进行第一次减数分裂，形成两个次级精母细胞。次级精母细胞不进行 DNA 复制，迅速进入第二次减数分裂，产生两个精子细胞。减数分裂，又称成熟分裂，仅见于生殖细胞的发育过程。经过两次减数分裂，染色体数目减少一半。

（3）精子形成期：精子细胞不再分裂，经过复杂的形态演变，由圆球形逐渐转变为蝌蚪状精子的过程称精子形成。此过程主要变化是核染色质高度浓缩，形成精子头部；高尔基复合体形成顶体；中心体移向顶体的对侧，其中一个中心粒形成轴丝；线粒体集聚在轴丝外周形成线粒体鞘；残余胞质脱落。

【答案分析】此题重点考查精子发生的过程。精子发生与精子形成是不同的名词概念，精子形成是精子发生的最后一个阶段。另外，注意精子发生过程伴随着染色体和 DNA 的变化。

第十六章 女性生殖系统

◎ **重点** ◎

1. 卵泡的发育、成熟和排卵

2. 黄体的形成、结构及退化

3. 子宫内膜的结构与周期性变化（增生期、分泌期子宫内膜的结构特点）

◎ **难点** ◎

1. 卵泡发育过程中卵泡细胞的变化及次级卵泡的结构

2. 子宫内膜的结构与周期性变化

常见试题

（一）单选题

1. 有关门细胞错误的是（　　　）

A. 分泌雄激素　　　　　　B. 位于卵巢门近系膜处　　　　C. 结构似睾丸间质细胞

D. 位于睾丸系膜处　　　　E. 较大的上皮样细胞

【正确答案】D

【易错答案】A、B

【答案分析】此题考查要点是门细胞的位置、形态结构及功能。门细胞位于卵巢门近系膜处，结构似睾丸间质细胞，可分泌雄激素。

2. 次级卵泡中的卵母细胞是（　　　）

A. 卵原细胞　　　　　　　B. 初级卵母细胞　　　　　　　C. 次级卵母细胞

D. 成熟卵细胞　　　　　　E. 膜细胞

【正确答案】B

【易错答案】C

【答案分析】此题考查要点是次级卵泡的结构。初级卵母细胞是在胚胎时期由卵原细胞分裂分化形成，并长期（12~50年不等）停滞在第一次减数分裂前期，直至排卵前才完成分裂。次级卵泡中的卵母细胞是初级卵母细胞。

3. 放射冠细胞是（　　　）

A. 初级卵母细胞　　　　　　B. 次级卵母细胞　　　　　　C. 卵原细胞

D. 卵泡细胞　　　　　　　　E. 卵母细胞

【正确答案】D

【易错答案】A

【答案分析】此题考查要点是放射冠细胞的来源。卵泡细胞的分化及功能是记忆难点。最靠近初级卵母细胞的一层卵泡细胞为柱状，呈放射状排列，称放射冠。由此可知，放射冠细胞是卵泡细胞。

4. 初级卵母细胞完成第一次成熟分裂是在（　　　）

A. 青春期前　　　　　　　　B. 次级卵泡时期　　　　　　C. 成熟卵泡形成时

D. 排卵前 36~48 小时　　　E. 初级卵泡时期

【正确答案】D

【易错答案】E

【答案分析】此题考查要点是初级卵母细胞完成第一次成熟分裂的时段。在排卵前 36~48 小时，初级卵母细胞完成第一次减数分裂，形成一个次级卵母细胞和一个第一极体。

5. 关于卵泡的发育，哪项错误（　　　）

A. 经过原始卵泡、生长卵泡和成熟卵泡三个阶段

B. 自青春期开始，所有的原始卵泡同时生长发育

C. 每 28 天左右通常只有一个卵泡发育成熟

D. 大部分卵泡退化为闭锁卵泡

E. 双侧卵巢通常交替排卵

【正确答案】B

【易错答案】A、C、D、E

【答案分析】此题考查要点是卵泡的发育。自青春期开始，在垂体分泌的促性腺激素的作用下，卵泡陆续开始发育。每个月经周期约有15~20个卵泡生长发育，但通常只有一个卵泡成熟并排卵；双侧卵巢通常交替排卵。女性一生约排 400 个卵，其余卵泡于不同年龄相继退化。卵泡的发育可分为原始卵泡、初级卵泡、次级卵泡和成熟卵泡 4 个阶段，其中初级卵泡和次级卵泡合称为生长卵泡。

6. 关于黄体的叙述，哪项错误（　　　）

A. 以膜黄体细胞为主构成　　　B. 血管丰富

C. 维持的时间长短决定于卵细胞是否受精

D. 黄体细胞均具有分泌类固醇激素细胞的结构特征

E. 颗粒黄体细胞位于黄体中央

【正确答案】A

【易错答案】D

【答案分析】此题考查要点是黄体的结构。如果对类固醇激素细胞的特点掌握不好，容易误选D。颗粒黄体细胞数量多，位于黄体中央，膜黄体细胞数量少，位于黄体周边，体积小。

7. 子宫内膜月经期发生是由于（　　　）

A. 雌激素水平急剧下降　　　　B. 雌激素水平和孕激素水平急剧下降

C. 孕激素水平急剧下降　　　　D. 雌激素水平急剧上升

E. 孕激素水平急剧上升

【正确答案】B

【易错答案】A、C、D、E

【答案分析】此题考查要点是月经形成的原因。若排出的卵未受精，月经黄体退化，雌激素和孕激素的水平骤然下降，螺旋动脉收缩，致使子宫内膜缺血，包括血管壁在内的各种组织细胞坏死。而后，在坏死组织的作用下，螺旋动脉短暂扩张，致使毛细血管破裂，血液溢入内膜功能层，内膜表层崩溃，坏死的组织块及血液进入子宫腔，从阴道排出，形成月经。

8. 卵巢排卵时，子宫内膜处于（　　　）

A. 月经期　　　　B. 增生早期　　　　C. 增生末期

D. 分泌早期　　　　E. 分泌末期

【正确答案】C

【易错答案】D

【答案分析】此题考查要点是排卵时子宫内膜的发育状况。排卵是增生期和分泌期的界限，排卵前是增生期，排卵后是分泌期。增生期末，卵巢内的成熟卵泡排卵，故选C。

9. 形成透明带的细胞是（　　　）

A. 卵泡细胞　　　　B. 卵原细胞　　　　C. 卵泡细胞和卵原细胞

D. 卵泡细胞和初级卵母细胞　　　　E. 卵泡细胞和初级卵泡

【正确答案】D

【易错答案】C

【答案分析】此题考查要点是形成透明带的细胞。在初级卵母细胞与其外方的卵泡细胞之间出现一层均质状、折光性强的嗜酸性膜，称透明带，其是由初级卵母细胞和卵泡细胞共同分泌的糖蛋白构成，故选D。

10. 次级卵母细胞的第二次成熟分裂完成时间和部位是（　　　）

A. 排卵前；卵巢内　　　　B. 受精前；输卵管外　　　　C. 排卵时；输卵管内

D. 受精时；输卵管内　　　　E. 受精前；输卵管内

【正确答案】D

【易错答案】E

【答案分析】此题考查要点是卵母细胞的第二次成熟分裂完成的时间和部位。在输卵管内等待受精的是次级卵母细胞，受精后才完成第二次减数分裂。排卵时，次级卵母细胞、透明带和放射冠随着卵泡液一起从卵巢排出，进入输卵管。次级卵母细胞若未在排卵后 24 小时内受精，则退化消失；若受精，则继续完成第二次减数分裂，形成一个成熟的卵细胞和一个第二极体。故答案为 D。

11. 闭锁卵泡是指（　　　）

A. 退化的卵泡　　　　B. 退化的次级卵泡　　　　C. 退化的成熟卵泡

D. 退化的初级卵泡　　　　E. 退化的原始卵泡

【正确答案】A

【易错答案】C

【答案分析】此题考查要点是闭锁卵泡的概念。退化的卵泡称闭锁卵泡。次级卵泡和成熟卵泡闭锁后形成间质腺，同样属于闭锁卵泡。

12. 黄体形成于（　　　）

A. 闭锁卵泡增殖分化　　　　B. 晚期次级卵泡闭锁变化

C. 间质腺增殖分化　　　　D. 排卵后残留的卵泡膜和卵泡壁增殖分化

E. 成熟卵泡退化

【正确答案】D

【易错答案】A

【答案分析】此题考查要点是黄体的形成。闭锁卵泡、黄体、间质腺的来源不同，易混淆。排卵后，残留在卵巢内的卵泡壁塌陷，卵泡膜内的毛细血管和结缔组织伸入颗粒层，逐渐演化成富含血管的内分泌细胞团，新鲜时呈黄色，故称黄体。

13. 关于卵泡膜内层细胞，哪项错误（　　　）

A. 由卵泡周围结缔组织中梭形细胞发育形成

B. 细胞体积大，为多边形或梭形

C. 分布卵泡膜的内层

D. 合成和分泌雌激素

E. 卵泡膜内层细胞称膜细胞

【正确答案】D

【易错答案】A、B、C、E

【答案分析】此题考查要点是卵泡膜内层细胞。膜细胞可合成雄激素，雄激素穿过基膜，在颗粒细胞内转化为雌激素，故是两种细胞的协同作用。

14. 产生和分泌雌激素的细胞是（　　　）

A. 粒黄体细胞　　　　B. 颗粒细胞和卵泡膜内层细胞协同作用产生

C. 初级卵母细胞和卵泡细胞　　　　D. 次级卵母细胞和卵泡细胞

E. 卵泡膜内、外层细胞协同作用产生

【正确答案】B

【易错答案】E

【答案分析】此题考查要点是卵巢分泌雌激素的细胞。卵泡膜内层细胞可合成雄激素，雄激素穿过基膜，在颗粒细胞内转化为雌激素。故选 B。

15. 关于黄体的描述，哪项错误（　　　）

A. 颗粒黄体细胞体积大，染色浅　　　　B. 妊娠黄体只分泌松弛素

C. 膜黄细胞体积小，染色深　　　　D. 黄体退化，由结缔组织代替

E. 月经黄体分泌孕激素

【正确答案】B

【易错答案】E

【答案分析】此题考查要点是黄体的结构、分化与功能。颗粒黄体细胞和膜黄体细胞的形态和分布易混淆。妊娠黄体除分泌大量的雌激素和孕激素外，还分泌松弛素。

16. 没有内分泌功能的卵泡是（　　　）

A. 原始卵泡　　　　B. 初级卵泡和成熟卵泡　　　　C. 初级卵泡和次级卵泡

D. 次级卵泡　　　　E. 成熟卵泡

【正确答案】A

【易错答案】C

【答案分析】此题考查要点是卵泡的内分泌功能。晚期的初级卵泡、次级卵泡和成熟卵泡都有内分泌功能。故选 A。

17. 子宫内膜为分泌期时，卵巢的结构是（　　　）

A. 卵泡开始发育和成熟　　　　B. 卵泡退化阶段　　　　C. 黄体正在形成和发育

D. 黄体正在退化　　　　E. 卵泡开始发育

【正确答案】C

【易错答案】B

【答案分析】此题考查要点是子宫内膜为分泌期时对应卵巢的变化。分泌期又叫黄体期，增生期又叫卵泡期，注意区分。子宫分泌期为月经周期的 15~28 天。排卵后，卵巢内形成黄体，故分泌期又称黄体期。

18. 直接影响子宫内膜发生月经周期变化的激素是（　　　）

A. 松弛素　　　　B. 雄激素　　　　C. 雌激素和孕激素

D. LH　　　　E. 生长激素

【正确答案】C

【易错答案】D

【答案分析】此题考查要点是影响子宫内膜发生周期变化的激素。LH 是黄体生成素，对月经周期没有直接影响。月经黄体退化，雌激素和孕激素的水平骤然下降，子宫内膜缺血坏死，

形成月经。故答案为 C。

19. 在月经周期中，子宫内膜与卵巢和垂体的关系是（　　）

A. 内膜增生期，垂体分泌 LH，卵巢内卵泡生长

B. 内膜增生期，垂体分泌 FSH，卵巢内卵泡生长发育

C. 内膜增生期，垂体分泌 FSH，卵巢内黄体发育

D. 内膜增生期，垂体分泌 FSH，卵巢内卵泡退化

E. 以上均不对

【正确答案】B

【易错答案】C

【答案分析】此题考查要点是子宫内膜与卵巢和垂体的关系。LH 是黄体生成素，促进黄体发育；FSH 是卵泡刺激素，促进卵泡的发育。增生期为月经周期的 5~14 天。此期卵巢内有一批卵泡正在生长发育，故又称卵泡期。垂体分泌的卵泡刺激素（FSH）可促进卵泡的发育，故选 B。

20. 卵泡的颗粒层是指（　　）

A. 构成卵泡壁的颗粒细胞　　　B. 构成卵丘的细胞　　　C. 卵泡周围的结缔组织细胞

D. 卵泡膜内层　　　E. 卵泡膜外层

【正确答案】A

【易错答案】C

【答案分析】此题考查要点是颗粒层的发生。卵泡周围的结缔组织形成卵泡膜。卵泡腔周围的数层卵泡细胞形成卵泡壁，称颗粒层。故选 A。

21. 关于初级卵泡结构，哪项错误（　　）

A. 卵泡体积渐增大　　　B. 卵泡细胞由单层发育为多层

C. 卵泡周围结缔组织形成一层卵泡膜　　　D. 透明带由卵泡细胞形成

E. 无卵泡腔

【正确答案】D

【易错答案】E

【答案分析】此题考查要点是初级卵泡的结构。初级卵泡的特点多，不易掌握全面。透明带由卵泡细胞和初级卵母细胞共同分泌形成。卵泡腔是区分初级卵泡和次级卵泡的标志。

（二）多选题

1. 卵泡发育分为（　　）

A. 原始卵泡　　　B. 初级卵泡　　　C. 次级卵泡

D. 成熟卵泡　　　E. 黄体

【正确答案】ABCD

【易错答案】E

【答案分析】此题考查要点是卵泡的发育。卵泡的发育可分为原始卵泡、初级卵泡、次级卵

泡和成熟卵泡 4 个阶段，而黄体是排卵后，残留在卵巢内的卵泡壁塌陷形成。

2. 女性体内产生雄激素的细胞是（　　　　）

A. 肾间质细胞　　　　　　　　B. 胰岛细胞　　　　　　　　C. 肾上腺网状带细胞

D. 肾上腺束状带细胞　　　　　E. 门细胞

【正确答案】CE

【易错答案】A

【答案分析】此题考查要点是女性体内产生雄激素的细胞。肾间质细胞可产生前列腺素，胰岛细胞产生胰岛素、高血糖素等激素，肾上腺束状带细胞产生糖皮质激素，肾上腺网状带细胞及卵巢门细胞产生雄激素。

3. 与雌激素分泌有关的是（　　　　）

A. 子宫　　　　　　　　　　　B. 黄体　　　　　　　　　　C. 门细胞

D. 间质细胞　　　　　　　　　E. 次级卵泡

【正确答案】BE

【易错答案】A

【答案分析】此题考查要点是与雌激素分泌有关的细胞。子宫是孕育胎儿的器官，没有内分泌功能。睾丸间质细胞和卵巢门细胞分泌雄激素。

4. 女性生殖器官有周期性变化的有（　　　　）

A. 子宫　　　　　　　　　　　B. 阴道　　　　　　　　　　C. 外生殖器

D. 输卵管　　　　　　　　　　E. 卵巢

【正确答案】ABDE

【易错答案】C

【答案分析】此题考查要点是有周期性变化的女性生殖器官。卵巢、子宫、输卵管和阴道都有周期性变化，但外生殖器无周期性变化。卵巢因卵泡发育、黄体形成和退化发生周期性变化，并使雌激素和孕激素的水平发生周期性变化；子宫内膜、阴道上皮、输卵管黏膜都随雌激素和孕激素的周期性变化而变化。

5. 下列有关黄体的描述，正确的是（　　　　）

A. 由排卵后卵泡壁分化而形成　　　　　　　B. 由粒黄体细胞和膜黄体细胞构成

C. 具有分泌肽类激素细胞的超微结构特点　　D. 最长可维持 6 个月

E. 黄体退化形成间质腺

【正确答案】ABD

【易错答案】C

【答案分析】此题考查要点是黄体的形成于分化。排卵后，残留在卵巢内的卵泡壁塌陷，卵泡膜内的毛细血管和结缔组织伸入颗粒层，逐渐演化成富含血管的内分泌细胞团，新鲜时呈黄色，故称黄体。其中的颗粒细胞分化为颗粒黄体细胞，膜细胞则分化为膜黄体细胞。颗粒黄体细胞数量多，位于黄体中央，体积较大，呈多角形，着色浅，具有类固醇激素分泌细胞的结构特点，可分泌孕激素。故 C 项错误。妊娠黄体可存在 4~6 个月。生长卵泡和成熟卵泡闭锁形成间质腺。故答案是 ABD。

（三）简答题

1. 简述成熟卵泡的结构特点。

【正确答案】成熟卵泡的结构特点：①是卵泡发育的最后阶段。②卵泡液急剧增多，卵泡增大，直径可超过 2cm，卵泡壁变薄。③卵泡向卵巢表面突出。④初级卵母细胞于排卵前 36~48 小时完成第一次减数分裂，形成次级卵母细胞和第一极体，次级卵母细胞迅速进入第二次减数分裂中期。

【答案分析】此题重点考查成熟卵泡的结构特点。首先要分清各阶段卵泡结构的结构特点，成熟卵泡是卵泡发育的最后阶段，于排卵前 36~48 小时完成第一次减数分裂是关键点。

2. 简述初级卵泡的结构特点。

【正确答案】初级卵泡的结构特点：①初级卵母细胞体积增大，出现皮质颗粒（溶酶体）。②卵泡细胞增生，由扁平变为立方或柱状，由一层逐渐变为多层，最内层形成放射冠。③在初级卵母细胞和卵泡细胞之间出现富含糖蛋白的嗜酸性膜，称透明带。④卵泡细胞的突起穿入透明带与初级卵母细胞接触，并有缝隙连接，传递营养和信息分子。

【答案分析】此题重点考查初级卵泡的结构特点。注意初级卵母细胞与初级卵泡的区别。

（四）论述题

试述黄体的形成、结构、功能和转归。

【正确答案】

黄体的形成：排卵后，残留的卵泡塌陷，卵泡膜的结缔组织深入颗粒层，在黄体生成素（LH）的作用下，演化成富含血管的内分泌细胞团，新鲜时呈黄色，称黄体。

黄体的结构特点：黄体由粒黄体细胞和膜黄体细胞构成。光镜下，粒黄体细胞分布于黄体的中央部，数量较多，体积较大，染色较浅；膜黄体细胞分布于黄体的周边部，数量较少，体积较小，染色较深。电镜下，黄体的两种细胞均具有分泌类固醇激素细胞的特征。

黄体的功能：颗粒黄体细胞分泌孕激素和松弛素；膜黄体细胞与颗粒黄体细胞协同分泌雌激素。

黄体的转归：取决于排出的次级卵母细胞是否受精。若未受精，黄体维持 12~14 天后退化，称月经黄体。若受精，黄体继续发育，直径可达 4~5cm，称妊娠黄体，分泌大量孕激素、雌激素和松弛素，妊娠黄体存在 4~6 个月后退化。黄体退化后被致密结缔组织取代，成为斑痕样的白体。

【答案分析】此题重点考查黄体。首先要说明黄体的概念，再描述细胞的结构特点。注意黄体的转归与排出的次级卵母细胞是否受精有密切关系。

下篇　胚胎学

第十七章　胚胎学绪论

◎ 重点 ◎

1. 胚胎学的概念
2. 胚胎学的学习方法

◎ 难点 ◎

1. 胚胎学的研究内容
2. 胚胎学的发展史

常见试题

（一）单选题

1. 胚前期指（　　　）

A. 受精前 2 周　　　　　　B. 胚胎发育前 2 个月　　　　　C. 受精后 20 天

D. 受精后 2 周　　　　　　E. 胚胎发育后 2 个月

【正确答案】D

【易错答案】A

【答案分析】此题要点是胚前期的时间段。胚前期指受精第 1~2 周末，而不是受精前 2 周，A 为干扰项，很易混淆，注意区别。

2. 胎期指（　　　）

A. 胚胎发育的最后 36 周　　　B. 胚胎发育的最后 38 周　　　C. 胚胎发育的最后 10 周

D. 胚胎发育的最后 20 周　　　E. 胚胎发育的最后 30 周

【正确答案】E

【易错答案】A、B

【答案分析】此题要点是胎期的时间段。胎期指受精第 9~38 周。正常妊娠需 38 周，减去胚发育的 8 周，计算一下应为胚胎发育的最后 30 周。

（二）多选题

1.胚胎学的研究内容包括（　　）

A.受精　　　　　　　　B.胚胎发育　　　　　　　C.胚胎与母体的关系

D.先天性畸形　　　　　E.生殖细胞发生

【正确答案】ABCDE

【易错答案】漏选 E

【答案分析】此题要点是胚胎学的研究内容。生殖细胞发生是在组织学中学习睾丸、卵巢结构时讲解的内容，选择时易遗漏 E 项，需注意。

2.胚胎学的分支学科包括（　　）

A.实验胚胎学　　　　　B.分子胚胎学　　　　　C.畸形学

D.生殖工程学　　　　　E.描述胚胎学

【正确答案】ABCDE

【易错答案】漏选 C

【答案分析】此题要点是胚胎学的分支学科。胚胎学的研究包括异常胚胎的发生发育，故畸形学是其分支学科之一。

第十八章　胚胎学总论

◎ 重点 ◎

1. 生殖细胞的发生和成熟
2. 受精的概念、部位、过程、条件和意义
3. 卵裂和胚泡的形成
4. 植入的概念、部位和植入的过程
5. 二胚层胚盘及相关结构的形成
6. 三胚层胚盘及相关结构的形成
7. 胎膜与胎盘的结构和功能

◎ 难点 ◎

1. 胚内中胚层的形成
2. 三胚层的分化
3. 胚体外形的建立
4. 胎盘屏障及血液循环
5. 胎膜的形成与演变

常见试题

（一）单选题

1. 胚体初具人形是在受精后（　　　）

A. 第 4 周末　　　　　　　　　B. 第 8 周末　　　　　　　　　C. 第 6 周末

D. 第 10 周末　　　　　　　　E. 第 12 周末

【正确答案】B

【易错答案】A

【答案分析】此题考查要点是胚体初具人形的时间。人体胚胎到第 8 周末，受精卵已发育为各器官、系统与外形都初具人体雏形的"袖珍人"。与胚胎发育的 4~8 周胚体外形建立很容易混淆。

2. 胎盘组成是（　　　）

A. 胎儿丛密绒毛膜和母体包蜕膜　　　　　　　　B. 胎儿平滑绒毛膜和母体壁蜕膜

C. 母体丛密绒毛膜和胎儿底蜕膜　　　　　　　　D. 胎儿丛密绒毛膜和母体底蜕膜

E. 母体壁蜕膜与胎儿丛密绒毛膜

【正确答案】D

【易错答案】A、B、C、E

【答案分析】此题考查要点是胎盘的组成。胎盘是由胎儿面的丛密绒毛膜与母体面的底蜕膜共同组成。很容易与其他4个选项混淆。

3. 受精时，精子穿入（　　　）

A. 卵原细胞　　　　　　　　B. 初级卵母细胞　　　　　　　C. 次级卵母细胞

D. 次级卵泡　　　　　　　　E. 黄体细胞

【正确答案】C

【易错答案】D

【答案分析】此题考查要点是精子穿入的细胞。从卵巢排出的次级卵母细胞处于第二次减数分裂的中期。此处很容易将次级卵泡与次级卵母细胞混淆。

4. 精子产生、成熟和获能的部位分别是（　　　）

A. 生精小管、附睾、输卵管　　　　　　B. 生精小管、精囊腺、附睾内

C. 生精小管、附睾、女性生殖管道　　　D. 直精小管、附睾、女性生殖管道

E. 睾丸网、附睾、输卵管

【正确答案】C

【易错答案】A

【答案分析】此题考查要点分别是精子产生、成熟和获能的部位。精子在睾丸的生精小管内形成，在附睾内成熟，在女性生殖管道内获能。输卵管属于女性生殖管道，很容易错选A。

5. 下列哪项来源于外胚层（　　　）

A. 子宫　　　　　　　　　　B. 睾丸　　　　　　　　　　C. 心脏

D. 脑与脊髓　　　　　　　　E. 骨骼

【正确答案】D

【易错答案】E

【答案分析】此题考查要点是外胚层的分化。在脊索的诱导下，外胚层背侧正中部分增厚形成神经板，神经板进一步发育形成神经管。神经管是中枢神经系统的原基，将分化为脑和脊髓。注意与中胚层、内胚层分化的结构区分。

6. 与泌尿系统发生有关的结构是（　　　）

A. 体节　　　　　　　　　　B. 侧中胚层　　　　　　　　C. 尿囊

D. 间介中胚层　　　　　　　E. 卵黄囊

【正确答案】D

【易错答案】B

【答案分析】此题考查要点是泌尿系统的发生。间介中胚层分化为泌尿生殖系统的主要器官，易与侧中胚层混淆。

7. 造血干细胞最早起源于（　　　）

A. 卵黄囊壁上的胚外中胚层　　　B. 卵黄囊壁上的内胚层　　　C. 胚体内间充质

D. 羊膜腔壁上的胚外中胚层　　　E. 外胚层

【正确答案】A

【易错答案】B

【答案分析】此题考查要点是造血干细胞的起源。人类的造血干细胞来自卵黄囊壁的胚外中胚层形成的血岛。易错答为卵黄囊内胚层。

8. 中枢神经系统的原基是（　　　）

A. 神经嵴　　　　　　　　　　　B. 神经管　　　　　　　　　C. 原条

D. 神经沟　　　　　　　　　　　E. 脊索

【正确答案】B

【易错答案】A

【答案分析】此题考查要点是中枢神经系统发生的原基。在脊索的诱导下，外胚层背侧正中部分增厚形成神经板，神经板凹陷形成神经沟，进一步发育形成神经管。神经管是中枢神经系统的原基，将分化为脑和脊髓。神经嵴是周围神经系统发生的原基。

9. 神经嵴来源于（　　　）

A. 外胚层　　　　　　　　　　　B. 轴旁中胚层　　　　　　　C. 间介中胚层

D. 侧中胚层　　　　　　　　　　E. 内胚层

【正确答案】A

【易错答案】B

【答案分析】此题考查要点是神经嵴的来源。在神经沟闭合为神经管的同时，神经板外侧缘的一些细胞迁移到神经管的背侧，形成一纵行排列的细胞索，该细胞索很快分为左右两条，分别列于神经管的背外侧，称神经嵴。在学习时要善于总结，神经系统和表皮均来源于外胚层。

10. 脊索发生的主要意义（　　　）

A. 决定胚盘的头尾端　　　　　　B. 诱导中胚层的形成　　　　C. 诱导外胚层神经管形成

D. 在椎间盘中央退化为髓核　　　E. 决定胚盘的背腹侧

【正确答案】C

【易错答案】A

【答案分析】此题考查要点是脊索发生的主要意义。在脊索的诱导下，外胚层背侧正中部分增厚形成神经板，神经板进一步发育形成神经管。原条的出现决定了胚盘的头尾和左右；二胚层胚盘的形成决定了胚盘的背腹侧。

11. 形成胚内中胚层的结构是（　　　）

A. 原结　　　　　　　　　　　　B. 胚外中胚层　　　　　　　C. 卵黄囊

D. 原条　　　　　　　　　　　　E. 神经管

【正确答案】D

【易错答案】B

【答案分析】此题考查要点是胚内中胚层的形成。第 3 周初，上胚层中线处的细胞增殖较快，形成一条纵行细胞素，称原条。继而在原条的中线出现原沟，增殖的上胚层细胞经过原沟在上、下胚层之间向周边扩展迁移，一部分细胞在上、下胚层之间形成胚内中胚层（即中胚层）。原结的细胞增殖，经原凹在内、外胚层之间形成脊索。

12. 口咽膜和泄殖腔膜的结构是（ ）

A. 内胚层和中胚层相贴　　　　B. 内胚层和外胚层相贴　　　　C. 中胚层和外胚层相贴

D. 内胚层和胚外中胚层相贴　　E. 卵黄囊壁上的内胚层

【正确答案】B

【易错答案】D

【答案分析】此题考查要点是口咽膜和泄殖腔膜的构成。在脊索的头侧和原条的尾侧，各有一个无中胚层的小区，此处的内、外胚层直接相贴，分别称口咽膜和泄殖腔膜。胚外中胚层易与三个胚层相混。

13. 下列哪种结构能诱导神经板的形成（ ）

A. 原条　　　　　　　　　　B. 脊索　　　　　　　　　　C. 体节

D. 侧板　　　　　　　　　　E. 原结

【正确答案】B

【易错答案】E

【答案分析】此题考查要点是神经板的形成。在脊索的诱导下，外胚层背侧正中部分增厚形成神经板。原结的细胞增殖，经原凹在内、外胚层之间形成脊索。

14. 分化成体节的中胚层部分是（ ）

A. 轴旁中胚层　　　　　　　B. 间介中胚层　　　　　　　C. 侧中胚层

D. 间充质　　　　　　　　　E. 以上都不对

【正确答案】A

【易错答案】B

【答案分析】此题考查要点是体节的形成。轴旁中胚层为脊索两侧的纵行细胞索，它随即裂为块状细胞团，称体节。

15. 两侧神经褶愈合形成神经管的顺序为（ ）

A. 头端先愈合，逐渐向尾端进行　　　　B. 尾端先愈合，逐渐向头端进行

C. 头、尾端先愈合，逐渐向中端进行　　D. 中段先愈合，逐渐向头尾两端进行

E. 全部同时愈合

【正确答案】D

【易错答案】A

【答案分析】此题考查要点是神经褶愈合形成神经管的顺序。两侧神经褶在神经沟中段靠拢并愈合，继而向头尾两端延伸。其头尾两端的开口，分别称前神经孔和后神经孔，它们在第4周闭合，形成神经管。

（二）多选题

1. 下列哪些属于胚胎学的研究内容（　　　）

A. 胚前期　　　　　　　　B. 胚期　　　　　　　　　　C. 胎期

D. 新生儿期　　　　　　　E. 先天性畸形

【正确答案】ABCE

【易错答案】漏选 E

【答案分析】此题考查要点是胚胎学的研究内容。人体胚胎学是研究人体出生前从受精卵分裂、分化、发育为新生个体的过程及其机制的科学。其研究内容包括生殖细胞发生、受精、胚胎发育、胚胎与母体之间的关系、先天性畸形等。最容易漏选 E。

2. 关于植入，正确的是（　　　）

A. 植入是胚泡埋入子宫内膜的过程　　　B. 植入时子宫内膜处于分泌期

C. 植入后子宫内膜的功能层称为蜕膜　　D. 植入部位通常是在子宫体部和子宫底部

E. 在植入的过程中滋养层分化为合体滋养层和细胞滋养层

【正确答案】ABCDE

【易错答案】漏选 E

【答案分析】此题考查要点是植入。胚泡埋入子宫内膜的过程称植入。植入的过程中，与内膜接触的滋养层分化为两层，外层细胞界线消失，称合体滋养层；内层称细胞滋养层。植入后，处于分泌期的子宫内膜进一步增厚，此时的子宫内膜则称蜕膜。植入的部位通常在子宫体部和底部，最常见于后壁。最容易漏选 E。

3. 由扁形的胚盘变为圆柱形胚体过程中，正确的是（　　　）

A. 胚盘边缘向背侧卷折　　　B. 形成头褶，侧褶和尾褶

C. 胚体凸入羊膜腔内　　　　D. 内胚层包卷形成原始消化管

E. 体蒂消失

【正确答案】BCD

【易错答案】A

【答案分析】此题考查要点是胚盘变为圆柱形胚体的过程。由于胚体各部分生长速度的差异引起胚盘发生头褶、尾褶和左右侧褶，导致外胚层包于胚体外表，内胚层卷到胚体内部。胚盘边缘向腹侧卷折形成胚体。

4. 下列哪项属于二胚层胚盘及其附属结构（　　　）

A. 上胚层　　　　　　　　B. 中胚层　　　　　　　　　C. 下胚层

D. 羊膜腔　　　　　　　　E. 卵黄囊

【正确答案】ACDE

【易错答案】漏选 D、E

【答案分析】此题考查要点是与二胚层胚盘相关的结构。在胚胎发育的第 2 周，随着胚泡植入，内细胞群增殖分化，靠近胚泡腔侧的一层立方形细胞为下胚层，邻近滋养层的一层柱状细胞为上胚层。继之，在上胚层与滋养层之间出现羊膜腔，下胚层的周缘细胞向腹侧生长延伸，形成卵黄囊。最易漏选 D 或 E。

5. 来自侧中胚层的结构为（　　　）

A. 胚内体腔　　　　　　　B. 泌尿、生殖器官　　　　　C. 神经管

D. 体壁中胚层　　　　　　E. 脏壁中胚层

【正确答案】ADE

【易错答案】漏选 A

【答案分析】此题考查要点是侧中胚层的分化。由于胚内体腔的出现，侧中胚层被分为两层，与外胚层相贴的为体壁中胚层，与内胚层相贴的为脏壁中胚层。

6. 下列哪些结构是完全由受精卵发育形成的结构（　　　）

A. 胎盘　　　　　　　　　B. 脐带　　　　　　　　　　C. 三胚层胚盘

D. 绒毛膜　　　　　　　　E. 羊膜

【正确答案】BCDE

【易错答案】A

【答案分析】此题考查要点是受精卵发育形成的结构。胎盘是由胎儿面的丛密绒毛膜与母体面的底蜕膜共同组成。最易错选 A。

7. 下列哪些结构是由中胚层分化而成（　　　）

A. 结缔组织　　　　　　　B. 表皮　　　　　　　　　　C. 软骨

D. 脊髓　　　　　　　　　E. 肌组织

【正确答案】ACE

【易错答案】D

【答案分析】此题考查要点是中胚层的分化。中胚层分化为皮肤的真皮、中轴骨骼、结缔组织、肌组织和血管等。神经系统和表皮来源于外胚层。

8. 有关胚盘，正确的是（　　　）

A. 出现在受精后第 1 周内　　B. 是人体的原基　　　　　C. 内胚层是卵黄囊的顶

D. 外胚层是羊膜腔的底　　　E. 其头端附在体蒂上

【正确答案】BCD

【易错答案】A

【答案分析】此题考查要点是胚盘。二胚层胚盘是由羊膜腔的底和卵黄囊的顶组成，是人体的原基。胚胎发育的第 1 周为囊泡状，第 2 周为盘状，即"一泡二盘"。体蒂在尾端。

9.抽取的羊水内含有的细胞是（　　　）

A.绒毛膜细胞 　　　　　B.羊膜细胞 　　　　　C.子宫蜕膜细胞

D.胎儿血细胞 　　　　　E.胎儿表皮细胞

【正确答案】BE

【易错答案】A

【答案分析】此题考查要点是羊水内含有的细胞类型。羊水由羊膜不断分泌和吸收。妊娠中期以后，胎儿开始吞咽羊水，其消化、泌尿系统的排泄物及脱落的上皮细胞也进入羊水。

10.胚泡的组成（　　　）

A.胚泡腔 　　　　　B.滋养层 　　　　　C.绒毛膜

D.底蜕膜 　　　　　E.内细胞群

【正确答案】ABE

【易错答案】D

【答案分析】此题考查要点是胚泡的组成。胚泡由胚泡腔、滋养层、内细胞群组成。滋养层以后演变参与构成绒毛膜。基蜕膜为母体子宫内膜。

（三）简答题

1.简述受精的意义。

【正确答案】受精指精子与卵子融合为受精卵的过程，受精的意义主要有以下3点：

（1）形成新个体：受精是新生命的开端。

（2）恢复二倍体核型：受精卵恢复二倍体核型的同时，将双亲的遗传基因重新组合，使新个体既具有双亲的遗传特性，又具有与亲代不同的特性，保证了种族的延续。

（3）决定性别：精子带有的性染色体决定了新个体的遗传性别。

【答案分析】此题重点考查受精。注意精子与卵子均为单倍体细胞，各有一条性染色体，受精使两者融合，恢复二倍体核型，并决定了新个体的性别。

2.简述胚泡的形成。

【正确答案】受精第5天，卵裂球数目已增至约100个，其细胞间出现一些腔隙且渐形成为一个大腔，称胚泡腔，腔内充满液体，此期的胚外观呈囊泡状。胚泡腔一侧有一群大而不规则的细胞，称内细胞群又称内细胞团，为胚胎干细胞；构成胚泡壁的单层细胞称滋养层，覆盖在内细胞群外表面的滋养层称胚端滋养层。此时胚泡已运行到子宫腔中。

【答案分析】此题重点考查胚泡。胚泡形成的时间、结构特点、组成成分、运行位置，均为此题回答的要点。

3.简述三胚层胚盘的形成。

【正确答案】首先，上胚层细胞增殖并向原沟方向迁移；其中一部分细胞迁移到初级内胚层下胚层并逐渐替换了其内全部的细胞，形成内胚层；另一部分迁移到上下胚层之间，形成胚内中胚层，即中胚层，中胚层向周边延伸、扩展到胚盘边缘，与胚外中胚层相延续。内胚层和中胚层形成后，上胚层改称外胚层。至第 3 周末，胚盘由起源于上胚层的内胚层、中胚层、外胚层 3 个胚层构成，称三胚层胚盘，其外形呈头宽尾窄的鞋底形。

【答案分析】此题重点考查三胚层胚盘。此题回答要点是三胚层胚盘的形成过程、概念和外形特点。

（四）论述题

试述胎盘的形态结构和功能。

【正确答案】胎盘是胎儿与母体之间进行物质交换的重要场所。

结构：胎盘呈圆盘状，中央厚、边缘薄，平均厚度 2.5cm，直径 15~20cm，重约 500 克。胎盘的胎儿面表面光滑，被覆有羊膜，近中央处有脐带附着，脐血管分支呈放射状走行。胎盘的母体面较粗糙，为剥离后的底蜕膜，可见 15~30 个稍突起的胎盘小叶。胎盘由胎儿面的丛密绒毛膜与母体面的底蜕膜共同构成。胎儿面的羊膜深部为滋养层和胚胎性结缔组织构成的绒毛膜板，绒毛膜板发出 40~60 个绒毛干，借细胞滋养层壳固定于底蜕膜上；每个绒毛干又分支形成若干细小的游离绒毛，脐血管的分支经绒毛干到达游离绒毛内形成毛细血管。母体面底蜕膜中的血管开口于绒毛间隙，使绒毛直接浸浴在盛有母体血液的绒毛间隙中。胎盘小叶由 1~4 个绒毛干及其分支构成。小叶之间有胎盘隔，因其远端呈游离状态，故绒毛间隙相互连通。

功能：

（1）物质交换：胎盘是胎儿与母体进行物质交换的的唯一途径。胎儿发育所需的氧气、营养物质，胎儿代谢产生的废物、二氧化碳等经胎盘屏障进行物质交换。

（2）保护作用：胎盘屏障是重要的天然保护屏障，可阻止母体血液内的大分子物质侵入胎儿体内。但某些药物、病毒等可通过胎盘屏障。

（3）合成分泌作用：可分泌多种类固醇激素、肽类激素和蛋白类激素，还能合成前列腺素、多种神经递质和细胞因子等。胎盘分泌的主要激素：①人绒毛膜促性腺激素（HCG），能促进卵巢内黄体生长发育，维持妊娠；②人绒毛膜催乳素（HCS），即人胎盘催乳素（HPL），可促进母体乳腺及胎儿的生长发育；③人胎盘孕激素（HPL）和人胎盘雌激素（HPE），可替代母体卵巢孕激素和雌激素的功能，维持妊娠。

【答案分析】此题重点考查胎盘。胎盘是胎儿发育过程中与母体之间进行物质交换的重要场所。熟悉胎盘的形态结构特点，有利于理解其与母体之间是如何进行物质交换的。

第十九章　胚胎学各论

第一节　颜面、口腔和颈的发生

◎ **重点** ◎

1. 颜面的形成

2. 鳃器的组成和演变

◎ **难点** ◎

颜面部常见的先天性畸形

常见试题

（一）单选题

1. 与鳃器组成无关的是（　　　）

A. 咽囊　　　　　　　　　　B. 鳃弓　　　　　　　　　　C. 鳃沟

D. 咽壁　　　　　　　　　　E. 鳃膜

【正确答案】D

【易错答案】A

【答案分析】此题要点是鳃器的组成。鳃器由鳃弓、鳃沟、鳃膜、咽囊共同组成。咽壁是咽囊的干扰项，很易混淆，注意区别。

2. 参与颜面形成的鳃弓是（　　　）

A. 第一对鳃弓　　　　　　　B. 第二对鳃弓　　　　　　　C. 第三对鳃弓

D. 第四对鳃弓　　　　　　　E. 第六对鳃弓

【正确答案】A

【易错答案】B

【答案分析】此题要点是与颜面形成相关的鳃弓的演变。颜面的形成与面部的5个突起有关，它们是左、右上颌突，左、右下颌突和额鼻突。上颌突和下颌突是第一鳃弓腹侧的两个分支，上支即上颌突，下支即下颌突。

3. 唇裂是由于（　　　）

A. 上颌突与同侧的外侧鼻突未愈合　　　B. 上颌突与内侧鼻突未愈合

C. 上颌突与同侧的内侧鼻突未愈合　　　D. 正中腭突与同侧的外侧突起未愈合

E. 下颌突与同侧的外侧鼻隆起未愈合

【正确答案】C

【易错答案】B

【答案分析】此题考查的是唇裂形成的原因。唇裂是最常见的颜面部畸形之一，多见于上唇，表现为人中外侧垂直裂隙，系因上颌突未与同侧的内侧鼻突融合所致。若合并人中发育不良，则可出现上唇正中裂。下唇裂罕见，系因双侧下颌突未在中线融合所致。

4. 面斜裂是由于（　　　）

A. 上颌突与同侧内侧鼻突未愈合　　　　B. 上颌突与同侧下颌突未愈合

C. 内侧鼻突与同侧上侧鼻突未愈合　　　D. 上颌突与外侧鼻突未愈合

E. 上颌突与同侧外侧鼻突未愈合

【正确答案】E

【易错答案】D

【答案分析】此题考查的是面斜裂形成的原因。面斜裂是位于内眦与口角间的裂隙，系上颌突未与同侧的外侧鼻突融合所致。

5. 胚体上、下肢芽出现的时期是（　　　）

A. 第2周末　　　　　　　　B. 第3周末　　　　　　　　C. 第4周末

D. 第5周末　　　　　　　　E. 第4周初

【正确答案】C

【易错答案】E

【答案分析】此题考查的是胚胎上下肢芽的发生时间。人胚第4周末，由于体壁中胚层的局部增殖，在胚体左、右外侧壁上先后出现两对小隆起，即上肢芽和下肢芽。

6. 关于颜面的发生哪项错误（　　　）

A. 与脑泡膨大无关　　　　B. 与第一对鳃弓有关　　　　C. 口鼻发生相关

D. 由两侧向正中方向发展　　　E. 早期由围绕口凹的5个隆起组成

【正确答案】A

【易错答案】D

【答案分析】此题考查的是颜面部演变过程。颜面的形成是由两侧向正中方向发展，与面部围绕口凹的5个突起有关，它们是左、右上颌突，左、右下颌突和额鼻突。上颌突和下颌突是第一鳃弓腹侧的两个分支，上支即上颌突，下支即下颌突。额鼻突则是胚体头端弯向腹侧形成的一个较大的圆形隆起，恰位于口咽膜的上方。

7. 关于鼻腔的形成哪项错误（　　　）

A. 额鼻隆起下缘两侧外胚层增厚形成鼻板

B. 鼻板中央向深部凹陷形成鼻窝

C. 鼻窝两侧隆起形成内外侧鼻突

D. 原始鼻腔与原始口腔最初借口咽膜相隔

E. 腭的形成将原始口腔与原始鼻腔分隔

【正确答案】D

【易错答案】E

【答案分析】此题考查的是鼻的演变过程。额鼻突下缘两侧形成的椭圆形增厚区称鼻板。鼻板中央凹陷形成鼻窝，其内、外侧缘高起，分别称内侧鼻突和外侧鼻突。原朝向前方的鼻窝渐变为朝向下方并形成鼻孔。左、右鼻窝向深部扩大并融合为一个大腔，称鼻囊，即原始鼻腔。它与原始口腔间的薄膜称口鼻膜。该膜破裂形成原始鼻后孔，使原始鼻腔与原始口腔相通。继发腭的形成使原始鼻腔和原始口腔被分隔为永久性鼻腔和口腔。

8.颜面由5个突起围成的宽大结构（　　　）

A. 口咽膜　　　　　　　　B. 原始咽　　　　　　　　C. 口凹

D. 原始喉　　　　　　　　E. 口腔

【正确答案】C

【易错答案】A、B、D

【答案分析】此题要点是口凹即原始口腔。口凹初期由额鼻突、左右上颌突、左右下颌突5个突起共同围绕组成。它的底是口咽膜，约于胚24天左右破裂，原始口腔随之与原始咽相通。A、B、D项是干扰项，概念要清晰。

（二）多选题

1.参与围绕形成口凹的结构（　　　）

A. 左上颌突　　　　　　　B. 右上颌突　　　　　　　C. 额鼻突

D. 左下颌突　　　　　　　E. 右下颌突

【正确答案】ABCDE

【易错答案】漏选

【答案分析】此题要点是口凹的构成。口凹（原始口腔）初期由额鼻突、左右上颌突、左右下颌突5个突起共同围绕构成，左右下颌突后融合。主要是口凹的概念要清晰。

2.关于鳃弓哪些正确（　　　）

A. 由头部两侧的外胚层增生形成　　B. 共6对，呈柱形，背腹走向

C. 鳃弓之间为鳃沟　　　　　　　　D. 鳃沟隔鳃膜与咽囊相对应

E. 内有弓动脉和神经

【正确答案】BCDE

【易错答案】A

【答案分析】此题要点是鳃弓的形成及其相关的结构。大约在22~29天，原始咽两侧的间充质迅速增生，在额鼻突和心隆起之间，由头端至尾端先后形成6对背腹走向且左右对称的弓状隆起，称鳃弓，鳃弓之间的凹沟称鳃沟。与此同时，原始咽的内胚层向外侧膨出，形成与鳃沟相对应的5对咽囊。随着胚胎发育，每个鳃弓内均出现一条弓动脉、一条神经和一条软骨。

3. 关于腭发生的描述哪些正确（　　　）

A. 正中腭突来自内侧鼻突　　　　B. 外侧腭突来自上颌突

C. 正中腭突形成腭的前部　　　　D. 外侧腭突形成腭的大部

E. 正中腭突形成腭的全部，外侧腭突退化

【正确答案】ABCD

【易错答案】E

【答案分析】此题重点是腭的发生。由左、右内侧鼻突融合处内侧面向原始口腔形成的一个小突起称正中腭突，又称原发腭，将形成腭前部的一小部分。由左、右上颌突内侧面向原始口腔形成的一对扁平突起称外侧腭突。两外侧腭突不断生长并在中线融合，形成腭的大部。左、右外侧腭突的前缘与正中腭突融合，共同形成继发腭。以后，继发腭前部骨化，形成硬腭。

4. 以下哪些是从额鼻突演变而来的（　　　）

A. 前额　　　　　　　　B. 颊部　　　　　　　　C. 鼻梁和鼻尖

D. 腭的大部分　　　　　E. 人中

【正确答案】ACE

【易错答案】漏选 E

【答案分析】 此题要点是额鼻突的演变。额鼻突是胚体头端弯向腹侧形成的一个较大的圆形隆起，恰位于口咽膜的上方。额鼻突下缘两侧形成的椭圆形增厚区称鼻板。鼻板中央凹陷形成鼻窝，其内、外侧缘高起，分别称内侧鼻突和外侧鼻突。左、右内侧鼻突向中线生长、融合并向下外方延伸，将形成鼻梁、鼻尖、人中和上唇的正中部分。

5. 第一对鳃弓参与形成的结构有（　　　）

A. 口唇　　　　　　　　B. 鼻　　　　　　　　C. 腭

D. 颈　　　　　　　　　E. 颊

【正确答案】ACE

【易错答案】漏选 C

【答案分析】 此题要点是第一对鳃弓的演变。上颌突和下颌突是第一鳃弓腹侧的两个分支，参与颜面部的形成和演变。左、右上颌突向中线生长并先后与同侧的外侧鼻突和内侧鼻突融合。上颌突将形成上颌和上唇的外侧部，左、右下颌突向中线生长并融合，将形成下颌和下唇。由左、右上颌突内侧面向原始口腔形成的一对扁平突起称外侧腭突。两外侧腭突不断生长并在中线融合，形成腭的大部。

（三）简答题

1. 何谓唇裂？

【正确答案】唇裂多见于上唇，表现为人中外侧垂直裂隙，系因上颌突未与同侧的内侧鼻突融合所致。若合并人中发育不良，则可出现上唇正中裂。下唇裂罕见，系因双侧下颌突未在中线融合所致。

【答案分析】 此题重点考查唇裂畸形可能的类型及其发生原因。常见错误是将唇裂与面斜裂混

湉，两者同属于颜面部畸形，然而在颜面部结构演变过程中，其发生的原因不同，请注意对比，避免混淆。

2. 何谓腭裂？

【正确答案】腭裂是腭的先天性缺损，可分为前腭裂、正中腭裂和全腭裂等类型。前腭裂系外侧腭突未与正中腭突融合所致，表现为在切齿孔至切齿间的斜行裂隙，常伴有上唇裂和上颌裂。正中腭裂系左、右外侧腭突未在中线融合所致，表现为在切齿孔至悬雍垂间的矢状裂隙。若前腭裂和正中腭裂同时存在则称全腭裂。

【答案分析】此题重点考查腭裂畸形的可能类型及其产生的原因。常见错误是回答不全面，请注意全面理解腭裂畸形产生的原因，避免漏答。

第二节　消化系统和呼吸系统的发生

◎ 重点 ◎

1. 原始消化管与口咽膜和泄殖腔膜的关系

2. 肺的发生

3. 消化系统及呼吸系统的常见先天性畸形

◎ 难点 ◎

消化系统及呼吸系统的常见先天性畸形

常见试题

（一）单选题

1. 喉气管憩室发生的部位是（　　　　）

A. 原始咽头端的底壁　　　　B. 原始咽尾端的底壁　　　　C. 前肠尾端的底壁

D. 口凹的底壁　　　　E. 原始咽底壁的奇节结和联合突之间

【正确答案】B

【易错答案】E

【答案分析】此题重点考查喉气管憩室的发生部位。第4周初，原始咽底正中，鳃下隆起尾侧出现一纵沟，称喉气管沟。该沟逐渐加深并从尾端至头端逐步愈合，形成一管状盲囊，称喉气管憩室，是喉、气管、支气管和肺的原基。

2. 新生儿肺透明膜病发生原因是（　　　　）

A. 肺泡隔毛细血管发育不良

B. Ⅰ型肺泡上皮细胞发育不良

C. Ⅱ型肺泡细胞发育不良致表面活性物质分泌不足

D. Ⅰ型和Ⅱ型肺泡上皮细胞发生透明变性

E. 肺泡腔表面覆盖一层黏液所致

【正确答案】C

【易错答案】B、E

【答案分析】此题重点考查Ⅱ型肺泡上皮细胞的发育与功能。至第7个月，肺泡上皮分化出Ⅱ型细胞并开始分泌表面活性物质。出生前数周，肺经历一个快速成熟阶段。此时，Ⅱ型细胞增多，表面活性物质分泌量增加。因肺泡Ⅱ型细胞分化不良，不能产生足够的表面活性物质，致使肺泡表面张力增大。胎儿出生后，因肺泡不能随呼吸运动扩张而出现呼吸窘迫症，故称新生儿呼吸窘迫症，多见于早产儿，尤其是孕28周前的早产儿。

3. 关于肝憩室的描述哪一项错误（　　　　）

A. 由前肠末端腹侧壁上皮增生形成　　　B. 肝憩室的头支形成肝板

C. 肝憩室的尾支形成胆囊　　　　　　　D. 尾支还形成胆囊管和胆总管

E. 头支还形成肝内结缔组织和肝被膜

【正确答案】E

【易错答案】A

【答案分析】此题重点考查肝脏和胆囊的发生和演变。第4周初，前肠末端腹侧壁增生，形成一囊状突起，称肝憩室。肝憩室迅速增大，很快长入原始横隔内，其末端膨大，分为头、尾两支。头支将来发育为肝，上皮细胞分化并形成肝板和肝内各级胆管。穿行于原始横隔内的卵黄静脉和脐静脉的分支形成肝血窦。原始横隔内的间充质分化为肝内结缔组织和肝被膜。尾支较小，将来发育为胆囊和胆囊管。肝憩室根部则发育为胆总管。

4. 下列哪项结构不是来自喉气管憩室的上皮（　　　　）

A. 喉腔　　　　　　　　B. 咽腔　　　　　　　　C. 气管

D. 支气管树　　　　　　E. 肺泡上皮

【正确答案】B

【易错答案】D、E

【答案分析】此题重点考查喉气管憩室的演化。喉气管憩室，是喉、气管、支气管和肺的原基，其上皮均来自原始消化管的内胚层。第4周末，喉气管憩室末端膨大并分为左、右两支，称肺芽，是支气管和肺的原基。

5. 关于胃的发生哪一项错误（　　　　）

A. 胃背侧缘生长快，形成胃大弯，腹侧缘生长慢，形成胃小弯

B. 胃大弯由背侧转向左侧，胃小弯由腹侧转向右侧

C. 胃的头端被肝推向左方

D. 胃背系膜形成大网膜

E. 胃的头端称幽门部，胃的尾端称贲门部

【正确答案】E

【易错答案】D

【答案分析】此题重点考查胃的发生和演变。胃由前肠尾段分化形成。第4周时为一梭形膨大，位于原始横隔下方。第5周时，其背侧壁生长迅速，形成胃大弯；腹侧壁生长缓慢，形成胃小弯。第7~8周时，胃大弯头端向上膨出，形成胃底。由于胃背系膜生长迅速以形成突向左侧的网膜囊，致使胃沿头尾轴旋转90°，即大弯由背侧转至左侧，胃小弯由腹侧转至右侧。胃的头端因肝的增大而被推向左侧，尾端则因十二指肠贴于腹后壁而被固定。这样胃即由垂直位变成由左上至右下的斜行位。

6. 后肠末端膨大部分称为（ ）

A. 原始直肠   B. 原肛   C. 尿生殖窦

D. 泄殖腔   E. 尿囊

【正确答案】D

【易错答案】C、E

【答案分析】此题重点考查泄殖腔的概念。后肠的末段为泄殖腔，其腹侧与尿囊相连，末端以泄殖腔膜封闭。

7. 回肠憩室产生是由于（ ）

A. 卵黄囊未退化   B. 卵黄蒂基部未退化   C. 尿囊未退化

D. 尿囊基部未退化   E. 脐腔未闭锁

【正确答案】B

【易错答案】A、D、E

【答案分析】此题考查回肠憩室产生的原因。回肠憩室又称为麦克尔憩室，是由于卵黄蒂远段已闭锁，但基部保留一段盲囊连于回肠而产生。

8. 脐粪瘘的产生是由于（ ）

A. 尿囊基部未退化   B. 尿囊未退化   C. 卵黄蒂未退化

D. 卵黄蒂基部未退化   E. 脐腔未闭锁

【正确答案】C

【易错答案】D

【答案分析】此题重点考查脐粪瘘形成原因。卵黄蒂全长均未闭锁，则回肠与脐之间会保留一瘘管，为脐粪瘘畸形。

9. 肛管下段由哪项演变而来（ ）

A. 肛凹   B. 原始直肠   C. 尿生殖窦

D. 中肠祥尾支   E. 泄殖腔

【正确答案】A

【易错答案】B

【答案分析】此题重点考查肛管的发生和演变。泄殖腔的背侧份为肛直肠管，将来发育为直肠和肛管上段。泄殖腔膜被分成腹侧的尿生殖膜和背侧的肛膜。肛膜外方为一浅凹，称肛凹。

肛膜第 8 周破裂，肛凹加深并演变为肛管的下段。

10. 中肠袢在发育演变中共逆时针旋转（　　　）

A. 90°　　　　　　　　　　B. 180°　　　　　　　　　　C. 270°

D. 360°　　　　　　　　　　E. 450°

【正确答案】C

【易错答案】A、B

【答案分析】此题重点考查中肠的演变。第 6~8 周，中肠袢在脐腔内增长并以肠系膜上动脉为轴，逆时针方向旋转 90°。第 10 周时，腹腔增大，中肠袢从脐腔退回腹腔，脐腔闭锁。中肠袢在退回腹腔时，头支在前、尾支在后并逆时针方向再旋转 180°。

11. 中肠袢逆时针旋转时围绕的纵轴是（　　　）

A. 卵黄蒂　　　　　　　　B. 脐正中韧带　　　　　　　　C. 腹腔动脉

D. 肠系膜上动脉　　　　　E. 肠系膜下动脉

【正确答案】D

【易错答案】E

【答案分析】此题重点考查中肠袢的演变过程。参见单选题第 10 题的答案分析。

12. 胚胎期的生理性脐疝发生于（　　　）

A. 胚第 2 周　　　　　　　B. 胚第 4 周　　　　　　　　C. 胚第 6~10 周

D. 胚第 8 周　　　　　　　E. 胚第 10 周

【正确答案】C

【易错答案】D、E

【答案分析】此题重点考查中肠袢的演变过程。第 6 周时，中肠袢生长迅速，腹腔容积相对较小，迫使中肠袢突入脐腔，形成生理性脐疝。第 10 周时，腹腔增大，中肠袢从脐腔退回腹腔，脐腔闭锁。

13. 先天性脐疝产生的原因是（　　　）

A. 卵黄蒂未退化　　　　　B. 脐腔未闭锁　　　　　　　　C. 卵黄囊基部未退化

D. 尿囊未退化　　　　　　E. 卵黄蒂近端未退化

【正确答案】B

【易错答案】A

【答案分析】此题重点考查先天性脐疝产生的原因。先天性脐疝表现为肠管从脐部膨出，是因肠袢未从脐腔退回腹腔或曾退回腹腔，但由于脐腔未闭锁，肠管再次突入其中所致。

14. 尿直肠隔的发生是在（　　　）

A. 尿囊与直肠之间　　　　B. 尿囊与后肠之间　　　　　　C. 尿囊与泄殖腔之间

D. 尿生殖窦与后肠之间　　E. 尿生殖窦与泄殖腔之间

【正确答案】B

【易错答案】A

【答案分析】此题重点考查泄殖腔的分隔。第6~7周时，尿囊与后肠间的间充质增生，形成尿直肠隔，将泄殖腔分为腹、背两份。背侧份为肛直肠管（原始直肠），将来发育为直肠和肛管上段。泄殖腔膜被分成腹侧的尿生殖膜和背侧的肛膜。

15. 泄殖腔被分隔后背侧份为（　　　）

A. 膀胱　　　　　　　　B. 尿生殖窦　　　　　　　　C. 原始直肠

D. 尿道　　　　　　　　E. 肛管

【正确答案】C

【易错答案】E

【答案分析】此题重点考查泄殖腔的分隔。参见单选题第14题的答案分析。

（二）多选题

1. 肝憩室可演变为（　　　）

A. 胆囊上皮　　　　　　B. 胆总管上皮　　　　　　　C. 肝细胞

D. 肝内胆管　　　　　　E. 胰

【正确答案】ABCD

【易错答案】漏选A、B

【答案分析】此题重点考查肝憩室的演化。肝憩室分为头、尾两支。头支分化并形成肝板和肝内各级胆管。尾支较小，将来发育为胆囊上皮和胆囊管上皮。肝憩室根部则发育为胆总管上皮。

2. 泄殖腔是（　　　）

A. 后肠尾部的膨大部分　　　　B. 前上方与尿囊相通

C. 两侧面有中肾管开口　　　　D. 腹尾侧壁是泄殖腔膜

E. 泄殖腔膜是外胚层和内胚层相贴形成的

【正确答案】ABCDE

【易错答案】漏选C

【答案分析】此题重点考查泄殖腔的概念及其演变。后肠的末段为泄殖腔，其腹侧与尿囊相连，末端以泄殖腔膜封闭。中肾管延伸到尾端，从背外侧通入泄殖腔。

3. 盲肠突是（　　　）

A. 大肠和小肠的分界　　　　B. 阑尾的原基　　　　　　C. 盲肠的原基

D. 与卵黄囊相通　　　　　　E. 若不退化形成麦克尔憩室

【正确答案】ABC

【易错答案】漏选B、C

【答案分析】此题重点考查盲肠突的发生和演变。第6~8周，尾支出现盲肠突。盲肠突近段形成盲肠，远段形成阑尾。刚退回腹腔时，盲肠和阑尾位于肝右叶下方。后来，它们才下降至右髂窝，升结肠遂形成。

4. 关于胰腺的发生哪些正确（ ）

A. 胰腺的原基是背胰和腹胰

B. 胰腺的大部分来源于背胰

C. 胰头是由背胰和腹胰共同形成的

D. 胰岛来源于间充质细胞

E. 胰岛细胞分布于腺泡之间

【正确答案】ABCE

【易错答案】D

【答案分析】此题重点考查胰腺的发生和演变。第 4 周末，前肠末端腹侧壁和背侧壁增生，分别称腹胰芽和背胰芽。背、腹胰芽各发育为背胰和腹胰，各有一条总导管即背胰管和腹胰管。后来，腹胰经右侧转向背侧并与背胰融合，形成一个胰腺。腹胰形成胰头下份，背胰形成胰头上份、胰体和胰尾。第 3 个月时，部分细胞脱离上皮细胞索，形成腺泡间的细胞团，后分化为胰岛，并于 5 个月开始行使内分泌功能。

5. 中肠的尾支最后分化为（ ）

A. 横结肠的全部

B. 横结肠的右 2/3

C. 升结肠

D. 盲肠和阑尾

E. 回肠的一部分

【正确答案】BCDE

【易错答案】A

【答案分析】此题重点考查中肠尾支的演化。尾支形成回肠末端和横结肠的右 2/3。盲肠突近段形成盲肠，远段形成阑尾。刚退回腹腔时，盲肠和阑尾位于肝右叶下方。后来，它们才下降至右髂窝，升结肠遂形成。

（三）简答题

1. 何谓先天性无神经节性巨结肠？

【正确答案】先天性无神经节性巨结肠多见于乙状结肠，因神经嵴细胞未能迁移至受损段肠壁内，使肠壁内副交感神经节细胞缺如，致受损段结肠不能蠕动、近段结肠内粪便淤积，久之造成肠壁极度扩张而成为巨结肠。

【答案分析】此题重点考查先天性无神经节性巨结肠产生的原因。常见错误是未能理解先天性无神经节性巨结肠产生的原因，肠壁内副交感神经节细胞属于外周神经系统，来源于神经嵴细胞的远距离迁移。

2. 何谓先天性脐疝？

【正确答案】先天性脐疝表现为当腹内压增高时，肠管从脐部膨出。其发生是因肠祥未从脐腔退回腹腔或曾退回腹腔，但由于脐腔未闭锁，肠管再次突入其中所致。

【答案分析】此题重点考查先天性脐疝畸形的概念及其产生原因。常见错误是把先天性脐疝发生的原因误答为卵黄蒂全长未闭锁所致，先天性脐疝是因脐腔未闭锁所致。

3. 何谓新生儿呼吸窘迫综合征？

【正确答案】新生儿呼吸窘迫综合征又称为透明膜病，多见于早产儿，尤其是孕 28 周前的早产儿。因肺泡Ⅱ型细胞分化不良，不能产生足够的表面活性物质，致使肺泡表面张力增大。胎儿出生后，因肺泡不能随呼吸运动扩张而出现呼吸困难，故称新生儿呼吸窘迫综合征。

【答案分析】此题重点考查新生儿呼吸窘迫综合征发生的胚胎学基础。常见错误是将新生儿呼吸窘迫综合征发生原因误答为肺泡Ⅰ型细胞分化不良所致，新生儿呼吸窘迫综合征是因肺泡Ⅱ型细胞分化不良，不能产生足够的表面活性物质所致。

4. 何谓喉气管憩室？

【正确答案】第 4 周时，原始咽底正中、鳃下隆起尾侧出现一纵沟，称喉气管沟，该沟逐渐加深并从尾端至头端逐步愈合，形成一管状盲囊，称喉气管憩室，是喉、气管、支气管和肺的原基。

【答案分析】此题重点考查喉气管憩室的概念及发生。常见错误是未能正确理解喉气管憩室发生的位置，喉气管憩室源自于原始咽底正中部位。

5. 何谓气管食管瘘？

【正确答案】喉气管憩室位于食管腹侧，两者间的间充质隔称气管食管隔。若气管食管隔发育不全或发育不良，致使气管与食管间有瘘管相连，称气管食管瘘。

【答案分析】此题重点考查气管食管瘘畸形发生的原因。常见错误是未能正确理解气管食管瘘发生的原因，气管食管瘘是因气管和食管间的气管食管隔发育异常所致。

（四）论述题

试论述中肠襻的演变过程。

【正确答案】第 5 周时，由于中肠增长速度比胚体快，致使十二指肠以下的一段中肠向腹侧弯曲，形成一矢状位"U"形肠襻，即中肠襻。中肠襻顶部与卵黄蒂相连并以此为界分为头支和尾支。肠系膜上动脉行于中肠襻背系膜中轴部位。第 6 周时，中肠襻生长迅速，腹腔容积相对较小，迫使中肠襻突入脐腔，形成生理性脐疝。第 6~8 周，中肠襻在脐腔内增长并以肠系膜上动脉为轴，逆时针方向旋转 90°。这样，中肠襻由矢状位变为水平位，即头支转至右侧，尾支转至左侧。这时尾支出现盲肠突。第 10 周时，腹腔增大，中肠襻从脐腔退回腹腔，脐腔闭锁。中肠襻在退回腹腔时，头支在前、尾支在后并逆时针方向再旋转 180°，使头支转向左侧，尾支转向右侧。头支形成空肠和回肠的大部，尾支形成回肠末端和横结肠的右 2/3。盲肠突近段形成盲肠，远段形成阑尾。刚退回腹腔时，盲肠和阑尾位于肝右叶下方。后来，它们才下降至右髂窝，升结肠遂形成。

【答案分析】此题重点考查中肠襻的概念及其演变过程。常见错误是中肠襻在演变过程中的旋转方向及旋转角度数。从胚第 6 周始至第 10 周，中肠襻突入脐腔发育，先逆时针旋转 90°，后在退回腹腔过程中头支在前、尾支在后，并继续逆时针方向再旋转 180°。

第三节　泌尿系统和生殖系统的发生

◎ 重点 ◎

1. 泌尿系统的发生

2. 生殖系统的发生

◎ 难点 ◎

1. 泌尿系统的常见先天性畸形

2. 生殖系统的常见先天性畸形

常见试题

（一）单选题

1. 输尿管芽起源于（　　　）

A. 尿生殖窦头端　　　　　　B. 尿生殖窦尾端　　　　　　C. 中肾管头端

D. 中肾管尾端　　　　　　　E. 泄殖腔

【正确答案】D

【易错答案】A

【答案分析】此题重点考查输尿管芽的发生。第 5 周初，中肾管在进入泄殖腔前，向背侧中部发出输尿管芽，长入中肾嵴尾端，中肾嵴细胞向它聚集包围，形成生后肾组织（生后肾原基）。

2. 关于生后肾原基的描述哪项错误（　　　）

A. 由中肾嵴尾端中胚层发生　　B. 受输尿管芽的诱导才发生

C. 产生集合小管和远端小管　　D. 产生肾单位

E. 外周部分分化为肾被膜

【正确答案】C

【易错答案】B

【答案分析】此题重点考查生后肾原基的发生及其主要演化。输尿管芽长入中肾嵴尾端，并诱导中肾嵴细胞向它聚集包围，形成生后肾原基。由生后肾原基进一步演化形成肾单位。生后肾组织的外周部分形成肾被膜。

3. 尿生殖窦是泄殖腔的（　　　）

A. 头侧份　　　　　　　　　B. 背侧份　　　　　　　　　C. 腹侧份

D. 尾侧份　　　　　　　　　E. 中部

【正确答案】C

【易错答案】A

【答案分析】此题重点考查泄殖腔的分隔。第 6~7 周时，尿囊与后肠间的间充质增生，形成尿直肠隔，将泄殖腔分为腹、背两份。腹侧份为尿生殖窦，将来主要发育为膀胱和尿道。

4. 膀胱主要来源于（　　）

A. 尿囊　　　　　　　　B. 尿生殖窦上段　　　　　　　　C. 尿生殖窦中段

D. 尿生殖窦下段　　　　E. 中肾管尾段

【正确答案】B

【易错答案】A

【答案分析】此题重点考查膀胱的发生。第 4~7 周时，泄殖腔被尿直肠隔分隔为直肠和尿生殖窦，泄殖腔膜被分割成肛膜和尿生殖窦膜。尿生殖窦上段参与膀胱的形成，其顶点与脐尿管相连，出生后闭锁为脐中韧带。

5. 原始生殖细胞来自（　　）

A. 尿生殖嵴上皮　　　　B. 尿囊内胚层　　　　　　　　C. 卵黄囊内胚层

D. 胚外中胚层　　　　　E. 胚内中胚层

【正确答案】C

【易错答案】B、E

【答案分析】此题重点考查原始生殖细胞的发生。第 4 周时，卵黄囊顶近尿囊处的内胚层出现一团圆形细胞，称原始生殖细胞。

6. 人胚胎外阴最早可分辨性别约在（　　）

A. 第 5 周　　　　　　　B. 第 7 周　　　　　　　　　　C. 第 12 周

D. 第 4 个月　　　　　　E. 第 7 个月

【正确答案】C

【易错答案】B

【答案分析】此题重点考查外生殖器的发育。胚胎的遗传性别虽然取决于受精时卵子结合精子的类型，但直到人胚第 7 周，才能辨认生殖腺性别，而外生殖器的性别至第 12 周时才能确认。

7. 中肾小管在男性演变为（　　）

A. 输出小管　　　　　　B. 附睾管　　　　　　　　　　C. 输精管

D. 精囊　　　　　　　　E. 睾丸附件

【正确答案】A

【易错答案】B

【答案分析】此题重点考查中肾小管的演化。如果生殖腺分化为睾丸，间质细胞分泌的雄激素，使生殖腺头侧的中肾小管退化，生殖腺旁的中肾小管分化为附睾的输出小管。

8. 胚胎时期能分泌抗中肾旁管激素的细胞是（　　）

A. 睾丸的精原细胞　　　　　　B. 睾丸的支持细胞　　　　　　C. 睾丸的间质细胞

D. 卵巢的卵原细胞　　　　　　E. 卵巢的卵泡细胞

【正确答案】B

【易错答案】C

【答案分析】此题重点考查支持细胞在生殖管道演变中的作用。如果生殖腺分化为睾丸，支持细胞产生的抗中肾旁管激素使中肾旁管逐渐退化。

9. 尿生殖窦的窦结节是（　　）

A. 输尿管的开口处 　　　　B. 尿囊的开口处 　　　　C. 中肾管的开口处

D. 尿生殖膜处 　　　　E. 中肾旁管下端突入处

【正确答案】E

【易错答案】A

【答案分析】此题重点考查窦结节的发生。中肾旁管的下段左、右合并，其尾端为盲端，突入尿生殖窦的背侧壁，在窦腔内形成一小隆起，称窦结节。

10. 人胚第 4 周末，胚内体腔背侧壁两侧的纵嵴是（　　）

A. 间介中胚层 　　　　B. 生肾索 　　　　C. 中肾嵴

D. 尿生殖嵴 　　　　E. 生殖腺嵴

【正确答案】D

【易错答案】B、C、E

【答案分析】此题重点考查泌尿生殖系统的早期发生。泌尿系统和生殖系统的主要器官均发生于间介中胚层。第 4 周初的间介中胚层头段呈节段性生肾节，尾段呈索状生肾索。第 4 周末，间介中胚层继续增生，向胚内体腔凸出为中轴两侧纵行索条状尿生殖嵴，后分为外侧中肾嵴和内侧的生殖腺嵴。

11. 生殖腺最初位于（　　）

A. 后腹壁上方 　　　　B. 前腹壁下方 　　　　C. 前腹壁上方

D. 后腹壁下方 　　　　E. 骨盆缘上方

【正确答案】A

【易错答案】D

【答案分析】此题重点考查生殖腺的位置演化。生殖腺最初由厚而短的尿生殖系膜悬吊于体腔腰部。后生殖腺因胚体生长，腰部直立，引带相对缩短被牵拉下降。第 3 个月时，卵巢停留在盆腔，睾丸继续下降而停留在腹股沟管内口。第 7~8 个月时，睾丸与包绕的双层腹膜经腹股沟管降入阴囊。

（二）多选题

1. 生后肾组织分化形成（　　）

A. 弓形集合小管 　　　　B. 远端小管 　　　　C. 细段

D. 近端小管 　　　　E. 肾小囊

【正确答案】BCDE

【易错答案】A

【答案分析】此题重点考查生后肾组织的演化。由生后肾组织游离下来的两细胞团分别位于集合小管两侧，后演化为"S"形小管，一端膨大凹陷成双层肾小囊，包绕毛细血管球形成肾小体；中间弯曲延长形成肾小管，逐渐演化为近端小管、细段和远端小管，形成肾单位。

2. 中肾管在男性演变为（　　　）

A. 输出小管 　　　　　　　B. 附睾管 　　　　　　　C. 输精管

D. 射精管 　　　　　　　　E. 尿道

【正确答案】BCD

【易错答案】A

【答案分析】此题重点考查中肾管的演变。如果生殖腺分化为睾丸，支持细胞产生的抗中肾旁管激素使中肾旁管逐渐退化。中肾管头端极度延长，弯曲，形成附睾管，中段演化为输精管，尾段成为精囊和射精管。

3. 中肾旁管在女性演变为（　　　）

A. 输卵管 　　　　　　　　B. 子宫 　　　　　　　　C. 阴道一部分

D. 阴道前庭 　　　　　　　E. 处女膜

【正确答案】ABC

【易错答案】D

【答案分析】此题重点考查中肾旁管的演化。如果生殖腺分化为卵巢，中肾旁管发育，上段和中段演化为输卵管，下段左、右合并，其间隔膜消失融合为子宫，其尾端也参与阴道穹窿部的形成。窦结节增生延长为阴道板，第 5 个月时，中空演化成阴道。

4. 关于阴道板的描述哪些正确（　　　）

A. 窦结节增生而成 　　　　B. 由实心结构演变成管道 　　C. 分化形成阴道大部

D. 内端与子宫相通 　　　　E. 外端与尿殖窦腔间隔以处女膜

【正确答案】ABCDE

【易错答案】漏选 C

【答案分析】此题重点考查阴道板的演变。窦结节增生延长为阴道板，第 5 个月时，中空演化成阴道，内与子宫通连，外以处女膜与阴道前庭相隔。处女膜于出生前后穿通，使阴道开口于阴道前庭。

5. 隐睾患者不育症是由于（　　　）

A. 生精小管缺乏支持细胞 　　B. 雄激素分泌不足 　　　　C. 附睾不通畅

D. 睾丸未降入阴囊 　　　　E. 精子发生受影响

【正确答案】DE

【易错答案】B

【答案分析】此题重点考查隐睾的发生及其后果。睾丸不完全下降，停留在腹腔或腹股沟处，称隐睾。隐睾有腹腔内和腹腔外，单侧和双侧之分。双侧腹腔内隐睾，因温度高而影响精子的发生，可致男性不育。

6. 关于胎儿卵巢的描述哪些正确（　　　）

A. 原始生殖细胞分化为卵原细胞　　　　　　B. 卵原细胞分裂增殖

C. 停留在第一次成熟分裂前期　　　　　　　D. 胎儿出生前原始卵泡中央为一个初级卵母细胞

E. 卵巢中约有 70 万 ~200 万个原始卵泡

【正确答案】ABCDE

【易错答案】漏选 C、D

【答案分析】此题重点考查卵巢的发生和演变。如果胚胎的细胞核型是 46，XX，原始生殖腺则发育为卵巢。第 10 周时，初级性索退化，未分化性腺的表面上皮增生，再次向深层间充质伸入形成次级性索，又称皮质索。次级性索与上皮分离，构成卵巢皮质。上皮下的间充质分化为白膜。第 4 个月时，次级性索也被间充质分隔成细胞团，围绕迁入的原始生殖细胞。原始生殖细胞分裂、增生、分化为卵原细胞，进入并停留在第一次成熟分裂前期的初级卵母细胞，外包一层由次级性索细胞分化来的扁平的卵泡细胞，构成原始卵泡。在胎儿出生时，卵巢中约有70 万 ~200 万个原始卵泡。

7. 关于真两性畸形的描述哪些正确（　　　）

A. 体内有睾丸或卵巢　　　　B. 无性激素　　　　　　C. 第二性征呈男性或女性

D. 外生殖器男女分辨不清　　E. 性染色体属嵌合型

【正确答案】CDE

【易错答案】漏选 C

【答案分析】此题重点考查形成真两性畸形的原因和特征。真两性畸形患者既有睾丸又有卵巢，其细胞核型为 46，XX/46，XY 嵌合型，极罕见。

8. 关于女性假两性畸形的描述哪些正确（　　　）

A. 体内有卵巢　　　　　　B. 染色体组型为 46，xx　　　C. 第二性征似男性

D. 体内含雄激素过多　　　E. 外生殖器似男性化

【正确答案】ABCDE

【易错答案】漏选 A、B

【答案分析】此题重点考查形成女性假两性畸形的原因和特征。假两性畸形根据生殖腺不同区分为男性假两性畸形和女性假两性畸形。前者生殖腺为睾丸，核型为 46，XY，因雄激素分泌不足所致；后者生殖腺为卵巢，核型为 46，XX，因肾上腺分泌过多的雄激素，使外生殖器向男性方向发育，故也称肾上腺生殖器综合征。

9. 男性胚胎尿生殖窦演变为（　　　）

A. 输尿管　　　　　　　　B. 膀胱　　　　　　　　　C. 尿道前列腺部

D. 尿道膜部　　　　　　　E. 尿道海绵体部

【正确答案】BCDE

【易错答案】A

【答案分析】此题重点考查男性尿生殖窦的演变。尿生殖窦上段参与膀胱的形成，其顶点与脐尿管相连，出生后闭锁为脐中韧带；中段，女性形成尿道，男性形成尿道的前列腺部和膜部；下段于男性形成尿道的海绵体部，而女性则扩大为阴道前庭。

10.女性胚胎尿生殖窦演变为（　　　　）

A. 输尿管　　　　　　　　　B. 膀胱　　　　　　　　　C. 尿道

D. 阴道前庭　　　　　　　　E. 阴蒂

【正确答案】BCD

【易错答案】漏选 C

【答案分析】此题重点考查女性尿生殖窦的演变。参见多选题第 9 题答案分析。

（三）简答题

1.何谓前肾？

【正确答案】前肾是泌尿系统发生中出现的一过性结构。第 4 周初，在生肾节内，从头侧至尾端先后出现横行前肾小管，其内侧端开口于胚内体腔，外侧端与头尾走行的前肾管相通。在人类，前肾无泌尿功能，第 4 周末，前肾小管相继退化，前肾管大部分保留，并继续向尾部延伸。

【答案分析】此题重点考查前肾的演变。常见错误是将前肾与中肾相混淆，前肾仅是泌尿系统发生中出现的一过性结构，出现后很快退化，基本不参与泌尿生殖系统的发生，而中肾较前肾发生晚，于男性参与部分生殖管道的形成，而女性仅残留一小部分中肾小管，形成附件，注意分析对比，避免误答。

2.何谓多囊肾？

【正确答案】多囊肾为常见畸形之一。因远端小管未与集合小管接通，或因集合小管发育异常，管腔阻塞，尿液在肾小管内积聚，使肾内出现许多大小不等的囊泡，称多囊肾。多囊肾好发于肾脏皮质，可致肾功能障碍。

【答案分析】此题重点考查多囊肾的发生原因。常见错误是未能正确理解多囊肾发生的原因，应注意多囊肾畸形是由于远端小管未能与弓形集合小管接通，或者集合小管本身发育异常所致。

3.何谓隐睾？

【正确答案】睾丸不完全下降，停留在腹腔或腹股沟处，称隐睾。隐睾有腹腔内和腹腔外、单侧和双侧之分。双侧腹腔内隐睾，因温度高而影响精子的发生，可致男性不育。

【答案分析】此题重点考查隐睾的概念及发生的原因。常见错误是未能正确理解隐睾发生的原因，在生殖腺发生过程中，最初位于体腔腰部，后因胚体生长、腰部直立等原因，睾丸逐渐下降，并最终经腹股沟管降入阴囊。

4.何谓先天性腹股沟疝？

【正确答案】先天性腹股沟疝是因腹腔与鞘膜腔之间的通路未闭合或者闭合不全，当腹压增加时，部分肠管可突入鞘膜腔，称先天性腹股沟疝。

【答案分析】此题重点考查先天性腹股沟疝产生的原因。常见错误是未能正确理解先天性腹股沟疝发生的原因，睾丸经腹股沟管降入阴囊后，鞘膜腔与腹腔之间的通路逐渐闭合，若未闭合或闭合不全，均可能发生该类畸形。

5.何谓子宫畸形？

【正确答案】子宫畸形是子宫的先天性发育异常，可分为双子宫、双角子宫、双子宫双阴道等类型。左、右中肾旁管靠拢而未融合，即中间隔膜未消失致双子宫；若仅颅侧部分未融合，致子宫颅侧分离，称双角子宫。双子宫伴有阴道纵隔，称双子宫双阴道。

【答案分析】此题重点考查常见子宫畸形的可能类型及其发生原因。常见错误是回答不全面，左右中肾旁管向中线靠拢、合并，演化形成子宫过程中，可能会形成双子宫、双角子宫、双子宫双阴道等不同畸形。

（四）论述题

试论述后肾的发生及其演变过程。

【正确答案】第5周初，中肾管在进入泄殖腔前，向背侧头端发出输尿管芽，长入中肾嵴尾端，中肾嵴细胞向它聚集包围，形成生后肾组织。输尿管芽在中肾嵴内继续向头端延伸为输尿管，其盲端膨大为肾盂。肾盂分支扩大为头尾方向的肾大盏。每个肾大盏继续向中肾嵴内延伸并发出2个新的分支。新的分支继续分支12级以上，直到第5个月末。第2、3、4级分支融合扩大为肾小盏。每个肾小盏向生后肾组织发出10~25条放射状走行的"T"型集合小管，被顶部的帽状生后肾组织覆盖。由生后肾组织游离下来的细胞团先形成小泡，后演化为"S"形小管，小管的一端膨大凹陷成双层肾小囊，包绕毛细血管球形成肾小体；另一端和集合小管吻合；中间弯曲延长形成肾小管，逐渐演化为近端小管、细段和远端小管。如此"T"型集合小管诱导形成大量肾单位，构成肾皮质。生后肾组织的外周部分形成肾被膜。第3个月时，肾可区分为皮质和髓质，开始行使排泄功能，产生的尿液成为羊水的主要成分。肾脏最初位于盆腔，面向腹侧。后因输尿管延长，胚体直立，肾向内旋转，终使其移至腰部且肾门向内。

【答案分析】此题重点考查后肾的发生及其演变过程。常见的错误是把输尿管芽发生的位置误答为发自泄殖腔。第5周初，中肾管在进入泄殖腔前，向背侧头端发出输尿管芽，在输尿管芽的诱导下形成后肾组织。

第四节　心血管系统的发生

◎ 重点 ◎

1.胎儿血液循环的特点

2.新生儿血液循环的结构性改变

3.循环系统的常见先天性畸形

◎ 难点 ◎

1. 循环系统的常见先天性畸形

2. 胎儿血液循环的特点

常见试题

（一）单选题

1. 生心区是指（   ）

A. 口咽膜头端的内胚层　　　　　B. 口咽膜头端的中胚层　　　　C. 脊索腹侧的胚内中胚层

D. 口咽膜头端的外胚层　　　　　E. 口咽膜腹侧的内胚层

【正确答案】B

【易错答案】A、D

【答案分析】此题重点考查生心区的空间位置。心脏发生于生心区，生心区位于口咽膜头端的中胚层。

2. 早期心管首先出现 3 个膨大，从头端向尾端依次为（   ）

A. 心球、心房、心室　　　　　　B. 心球、心室、心房　　　　　C. 心房、心室、心球

D. 心房、心球、心室　　　　　　E. 心室、心房、心球

【正确答案】B

【易错答案】D

【答案分析】此题重点考查早期心管的演变。随着胚胎发育，心管上出现 2 个缩窄环，将心管分成 3 部分，由头端向尾端依次称心球、心室和心房。

3. 第二房间隔形成的孔是（   ）

A. 第一房间孔　　　　　　　　　B. 第二房间孔　　　　　　　　C. 卵圆孔

D. 房室孔　　　　　　　　　　　E. 室间孔

【正确答案】C

【易错答案】B

【答案分析】此题重点考查原始心房分隔之卵圆孔的形成。在原发隔的右侧，从心房顶端腹侧壁长出一较厚的半月形隔膜，称第二房间隔或继发隔。继发隔与心内膜垫融合后，其下方也留有一孔，呈卵圆形，称卵圆孔，其位置在继发孔的尾端，原发隔的下部恰好覆盖在卵圆孔的左侧。

4. 胎儿期左右心房间血流方向从（   ）

A. 左心房经第二房间孔至右心房　　　　　B. 右心房经卵圆孔、第一房间孔至左心房

C. 左心房经卵圆孔至右心房　　　　　　　D. 左心房经第一房间孔至右心房

E. 右心房经卵圆孔至左心房

【正确答案】E

【易错答案】B

【答案分析】此题重点考查胎儿血液循环的特点。出生前，由于右心房压力高，加之卵圆孔瓣的存在，右心房的血液可经卵圆孔流入左心房。

5.法洛四联症形成的主要原因是（　　　）

A.动脉干与心球分隔不均　　　B.肺动脉狭窄　　　　　C.主动脉狭窄

D.膜性室间隔缺损　　　　　　E.房间隔缺损

【正确答案】A

【易错答案】B

【答案分析】此题重点考查法洛四联症形成的关键原因。法洛四联症是最常见的先天性心脏病，包括4种缺陷，即肺动脉狭窄、主动脉骑跨、室间隔膜部缺损及右心室肥大。发生这种畸形的主要原因是主肺动脉隔偏位，致使肺动脉狭窄。狭窄的肺动脉使右心室排血受阻，引起右心室高压，导致右心室肥大。主肺动脉隔偏位，造成室间隔膜部缺损，粗大的主动脉骑跨在室间隔缺损处。

6.心内膜垫是发生于（　　　）

A.动脉干和心球内　　　　　　B.心球和心室之间的心内膜

C.心室和心房之间的心内膜　　D.心房和静脉窦之间的心内膜

E.静脉窦和静脉之间的心内膜

【正确答案】C

【易错答案】B

【答案分析】此题主要考查心内膜垫的发生。胚胎发育到第4周末，在房室管背侧壁和腹侧壁的正中线处，心内膜下组织增生，形成2个隆起，分别称为背、腹心内膜垫。

7.心房分隔时第一孔的形成是（　　　）

A.第一房间隔上端吸收而成　　B.第一房间隔与室间隔之间的孔

C.心内膜垫与心球嵴之间的孔　D.第二房间隔隔与心内膜垫之间的孔

E.第一房间隔与心内膜垫之间的孔

【正确答案】E

【易错答案】A

【答案分析】此题主要考查原始心房分隔之第一孔的形成。在心内膜垫发生的同时，原始心房顶端背侧壁的正中线处，发生一镰形矢状薄膜，称第一房间隔，此隔渐向心内膜垫方向生长并与之融合，将原始心房分为左右两部分，其游离缘的凹陷处和心内膜垫之间暂留有一孔，称第一孔。

8. 房间隔的的卵圆孔是（　　　）

A. 在第二房间隔上，位于第二房间孔的上端，左侧被第一房间隔覆盖

B. 在第一房间隔上，位于第二房间孔的下端，右侧被第二房间隔覆盖

C. 在第二房间隔上，位于第二房间孔的上端，右侧被第一房间隔覆盖

D. 在第二房间隔上，位于第一房间孔的上端，左侧被第一房间隔覆盖

E. 在第二房间隔上，位于第二房间孔的下端，左侧被第一房间隔覆盖

【正确答案】E

【易错答案】A、B、C、D

【答案分析】此题重点考查原始心房的分隔之卵圆孔的演化。第二房间隔与心内膜垫融合后，其下方也留有一孔，呈卵圆形，称卵圆孔，其位置在第二房间孔的尾端，第一房间隔的下部恰好覆盖在卵圆孔的左侧。第一房间隔很薄，相当于卵圆孔上的瓣膜，故称卵圆孔瓣。

9. 左、右心房结构上完全分隔的时间是（　　　）

A. 胚胎第 7 周末　　　　　　B. 胚胎第 7 个月末　　　　　　C. 胎儿分娩时

D. 出生后第 3 个月左右　　　E. 出生后 1 年左右

【正确答案】E

【易错答案】C、D

【答案分析】此题重点考查左、右心房完全分隔的时间。出生后，肺循环开始，左心房压力增大，于是卵圆孔瓣与第二房间隔紧密相贴，致使卵圆孔功能性关闭。出生后 1 年左右，卵圆孔瓣方与第二房间隔完全融合，达到结构上的关闭，仅在房间隔的左侧留有一凹，称卵圆窝。

10. 原始右心房演变为（　　　）

A. 下腔静脉　　　　　　　B. 退化萎缩　　　　　　　C. 冠状窦

D. 斜静脉　　　　　　　　E. 右心耳

【正确答案】E

【易错答案】B

【答案分析】此题重点考查永久性右心房的形成。胚胎发育第 7~8 周时，原始右心房扩展很快，静脉窦右角被吸收并入右心房，成为永久性右心房的光滑部，原始右心房成为右心耳。

11. 右心房来源于（　　　）

A. 原始右心房　　　　　　B. 右总主静脉　　　　　　C. 静脉窦右角

D. 原始肺静脉根部　　　　E. 右卵黄静脉和总主静脉

【正确答案】C

【易错答案】A、E

【答案分析】此题重点考查永久性右心房的形成。参见单选题第 10 题答案分析。

12. 左心房来源于（　　　）

A. 原始右心房　　　　　　B. 左总主静脉　　　　　　C. 静脉窦左角

D. 原始肺静脉根部 　　　　　E. 左卵黄静脉和总主静脉

【正确答案】D

【易错答案】C、E

【答案分析】此题重点考查永久性左心房的形成。原始左心房最初只有一条肺静脉通入，该静脉分出左、右属支，每条属支各又分为两支。由于原始左心房的扩展，肺静脉根部及其左、右属支被吸收并入左心房，成为永久性左心房的光滑部，于是，便有4条肺静脉直接汇入左心房，原始左心房成为左心耳。

13. 肺动脉干和升主动脉来源于（　　　　）

A. 心球 　　　　　B. 动脉干 　　　　　C. 心动脉球

D. 第6对弓动脉 　　　　　E. 心动脉球和动脉干

【正确答案】E

【易错答案】A、B、C

【答案分析】此题重点考查动脉干和心动脉球的分隔。胚胎发育第5周，动脉干和心动脉球的内膜组织局部增厚，形成一对螺旋状纵嵴，向下延伸，称左、右球嵴。以后，左、右球嵴在中线融合，形成螺旋状走行的隔，称主肺动脉隔，将动脉干和心动脉球分隔成两条并行的管道，分别是肺动脉干和升主动脉。由于主肺动脉隔呈螺旋状走行，故分隔成的主、肺动脉相互盘旋，即肺动脉在起始部居于升主动脉右侧，继而绕到其腹侧，最后经升主动脉的左侧绕至其背侧。在主动脉和肺动脉起始处，内膜组织局部增厚，分别形成主动脉和肺动脉的半月瓣。

（二）多选题

1. 室间隔的发生与以下哪项有关（　　　　）

A. 室间隔肌部 　　　　　B. 心内膜垫 　　　　　C. 球嵴

D. 球室沟 　　　　　E. 室间沟

【正确答案】ABC

【易错答案】漏选B

【答案分析】此题重点考查原始心室的分隔。人胚第4周末，在心室底壁心尖处，发生一较厚肌性隔膜，称室间隔肌部。此隔向心内膜垫方向生长，将心室分成左右两部分。室间隔肌部上缘凹陷，与心内膜垫之间留有室间孔。以后，左、右球嵴的组织向下延伸，室间隔肌部游离缘及心内膜垫的结缔组织增生，共同形成一薄膜，将室间孔封闭。

2. 胎儿血液循环中含氧量较高的是（　　　　）

A. 上腔静脉 　　　　　B. 静脉导管 　　　　　C. 下腔静脉

D. 主动脉弓 　　　　　E. 肺静脉

【正确答案】BCD

【易错答案】E

【答案分析】此题重点考查胎儿血液循环的特点。胎儿的血液循环从富含氧气和营养物质的

下篇
胚胎学

脐静脉开始。脐静脉由肝门入肝，小部分血液营养肝脏，经肝血窦入下腔静脉，大部分血液经静脉导管进入下腔静脉。由消化管、腹腔、盆腔和下肢等器官来的静脉血也汇入下腔静脉，下腔静脉将混合血（主要是含氧高和营养物质丰富的血）注入右心房。来自头、颈和上肢的静脉血经上腔静脉进入右心房。来自下腔静脉的血液，只有少量与来自上腔静脉的血液混合，大部分血液通过卵圆孔进入左心房，与来自肺静脉的少量血液混合后进入左心室，继而进入主动脉。主动脉的血液大部分经主动脉弓及其三大分支导向头、颈和上肢，只有小部分血液流入降主动脉。因此，胎儿时期头部可得到充分的营养物质和氧。由上腔静脉进入右心房的血液大部分经右心室进入肺动脉。由于胎儿肺尚无呼吸功能，肺动脉的血液除少量（5%~10%）进入发育中的肺脏外，绝大部分（90%以上）经动脉导管注入降主动脉。降主动脉中的血液含氧量约为58%。降主动脉的血液中有一小部分供应腹腔、盆腔器官和下肢发育，其余大部分经脐动脉运送至胎盘，在胎盘内与母体血进行物质和气体交换后，再由脐静脉运至胎儿体内。

3. 胎儿血液循环特点有（　　）

A. 脐静脉、脐动脉　　　　　B. 静脉导管　　　　　C. 卵圆孔

D. 动脉导管　　　　　E. 混合血

【正确答案】ABCDE

【易错答案】漏选 B、D

【答案分析】此题重点考查胎儿血液循环特点。参见多选题第2题答案分析。

4. 正常胎儿出生后血液循环途径的变化（　　）

A. 脐静脉闭锁变成肝圆韧带　　　　　B. 静脉导管闭锁变成静脉韧带

C. 卵圆孔功能性关闭　　　　　D. 动脉导管闭锁变成动脉韧带

E. 脐动脉闭锁变成脐外侧韧带

【正确答案】ABCDE

【易错答案】漏选 C

【答案分析】此题重点考查出生后血液循环的改变。胎儿出生后，由于肺开始呼吸和胎盘循环中断，遂使血液循环发生一系列相应的改变，主要变化为：①脐静脉（腹腔内部分）闭锁，成为肝圆韧带；②静脉导管闭锁成为静脉韧带；③卵圆孔闭锁为卵圆窝；④动脉导管闭锁成为动脉韧带；⑤脐动脉大部分闭锁为脐外侧韧带，仅近侧端保留为膀胱上动脉。

5. 下列关于动脉导管的描述哪项正确（　　）

A. 连接肺动脉和主动脉弓的血管　　　　　B. 含有混合血

C. 血流是从肺动脉到主动脉弓　　　　　D. 出生后 3 个月左右结构上闭锁

E. 变为动脉韧带

【正确答案】ABDE

【易错答案】C

【答案分析】此题重点考查胎儿动脉导管的特点和演变。参见多选题第2、4题的答案分析。

6. 动脉干分隔异常可能造成（　　　）

A. 房间隔缺损　　　　　　　　　B. 室间隔缺损　　　　　　　　C. 法洛四联症

D. 动脉导管狭窄　　　　　　　　E. 主动脉和肺动脉错位

【正确答案】BCE

【易错答案】漏选 B

【答案分析】此题重点考查动脉干分隔异常可能造成的畸形。如果动脉干和心动脉球分隔异常，即会导致下列几种畸形：①主动脉和肺动脉错位；②主动脉或肺动脉狭窄；③动脉干永存；④法洛四联症，是最常见的先天性心脏病，包括 4 种缺陷，即肺动脉狭窄、主动脉骑跨、室间隔膜部缺损及右心室肥大。

7. 下列关于主肺动脉隔的描述哪项正确（　　　）

A. 由动脉干和心动脉球的内膜组织局部增生　　　　B. 由左、右球嵴融合形成

C. 为螺旋板状　　　　　　　　　　　　　　　　　D. 分隔成为肺动脉干和升主动脉

E. 参与形成半月瓣

【正确答案】ABCDE

【易错答案】漏选 E

【答案分析】此题重点考查主肺动脉隔的发生。参见单选题第 13 题答案分析。

8. 下列关于心内膜垫的演变哪项正确（　　　）

A. 分隔房室管　　　　　　　B. 参与原始心室的分隔　　　　　C. 参与形成房室瓣

D. 参与动脉干的分隔　　　　E. 参与原始心房的分隔

【正确答案】ABCE

【易错答案】D

【答案分析】此题重点考查心内膜垫的发生和演变。参见单选题第 6、7 题及多选题第 1 题的答案分析。

9. 房间隔缺损的原因（　　　）

A. 第一房间隔上部吸收过大，第二房间孔过大　　　B. 第二房间隔发育不全

C. 第一房间隔和第二房间隔未发育　　　　　　　　D. 卵圆孔瓣上有窗孔

E. 心内膜发育不全

【正确答案】ABCDE

【易错答案】漏选

【答案分析】此题重点考查房间隔缺损的原因。在原始心房分隔过程中常见的畸形是房间隔缺损，最常发生在卵圆孔处，常见原因为：①在形成继发孔时，原发隔过度吸收，不能完全遮盖卵圆孔；②继发隔发育不全，形成异常大的卵圆孔，以致卵圆孔瓣不能完全将其封闭；③原发隔过度吸收，同时继发隔形成大的卵圆孔；④卵圆孔瓣出现穿孔。

（三）简答题

1. 何谓卵圆孔?

【正确答案】在原始心房分隔过程中，继发隔与心内膜垫融合后，其下方留有一卵圆形孔，称卵圆孔，其位置在继发孔的尾端，原发隔相当于卵圆孔上的瓣膜，故称卵圆孔瓣。出生前，由于右心房压力高，右心房的血液可流入左心房；出生后，左心房压力增大，致使两个隔膜紧密相贴并逐渐愈合，卵圆孔封闭，左、右心房完全分隔。

【答案分析】此题重点考查卵圆孔的定义及其演化。常见错误是将卵圆孔与第二房间孔即继发孔相混淆，继发孔发生于第一房间隔即原发隔，先于卵圆孔出现，位于卵圆孔的头侧，而卵圆孔位于第二房间隔即继发隔，位于继发孔的尾侧，注意分析比较。

2. 何谓法洛四联症?

【正确答案】法洛四联症是最常见的先天性心脏病，包括 4 种缺陷，即肺动脉狭窄、主动脉骑跨、室间隔膜部缺损及右心室肥大。发生这种畸形的主要原因是主、肺动脉隔偏位，致使肺动脉狭窄。狭窄的肺动脉使右心室排血受阻，引起右心室高压，导致右心室肥大。主肺动脉隔偏位，造成室间隔膜部缺损，粗大的主动脉骑跨在室间隔缺损处。

【答案分析】此题重点考查法洛四联症的概念及产生原因。常见错误是回答不全面，法络四联症包括 4 种缺陷：肺动脉狭窄、主动脉骑跨、室间隔膜部缺损及右心室肥大，并且要理解法络四联症产生的原因，避免漏答。

3. 何谓血岛?

【正确答案】人胚发育到第 2 周末至 3 周初，卵黄囊壁上的胚外中胚层内出现许多细胞团，称为血岛。血岛周边的细胞分化为扁平的内皮细胞，内皮细胞围成的管道即原始血管，也叫内皮管。血岛中央的细胞逐渐变圆，分化成造血干细胞。

【答案分析】此题重点考查血岛的概念及其演化。常见错误是把血岛误答为发生于卵黄囊壁上的内胚层，血岛是在人胚第 2 周末至 3 周初，卵黄囊壁上的胚外中胚层内出现的细胞团。

（四）论述题

试论述胎儿血液循环特点及其出生后改变。

【正确答案】胎儿的血液循环从富含氧气和营养物质的脐静脉开始。脐静脉由肝门入肝，其中，小部分血液营养肝脏，经肝血窦入下腔静脉，大部分血液经静脉导管进入下腔静脉。由消化管、腹腔、盆腔和下肢等器官来的静脉血也汇入下腔静脉，下腔静脉将混合血（主要是含氧高和营养物质丰富的血）注入右心房。来自头、颈和上肢的静脉血经上腔静脉进入右心房。来自下腔静脉的血液，只有少量与来自上腔静脉的血液混合，大部分血液通过卵圆孔进入左心房，与来自肺静脉的少量血液混合后进入左心室，继而进入主动脉。主动脉的血液大部分经主动脉弓及其三大分支导向头、颈和上肢，只有小部分血液流入降主动脉。因此，胎儿时期头部可得到充分的营养物质和氧。由上腔静脉进入右心房的血液大部分经右心室进入肺动脉。由于胎儿肺尚无呼吸功能，肺动脉的血液除少量（5%~10%）进入发育中的肺脏外，绝大部分（90%以上）经动脉导管注入降主动脉。降主动脉中的血液含氧量约为58%。降主动脉的血液中有一小部分供应腹腔、盆腔器官和下肢发育，其余大部分经脐动脉运送至胎盘，在胎盘内与母体血进行物质和气体交换后，再由脐静脉运至胎儿体内。

胎儿出生后，由于肺开始呼吸和胎盘循环中断，遂使血液循环发生一系列相应的改变，主要变化为：①脐静脉（腹腔内部分）闭锁，成为肝圆韧带。②脐动脉近侧一小段保留，成为膀胱上动脉，大部分闭锁，成为脐外侧韧带。③静脉导管闭锁成为静脉韧带。④卵圆孔闭锁为卵圆窝。出生后由下腔静脉注入右心房的血液减少，右房压力降低，由于肺开始呼吸，肺循环的回流量急剧增加，左心房压力增高，于是卵圆孔瓣与继发隔紧密相贴，致使卵圆孔功能性关闭。出生后1年左右，卵圆孔瓣方与继发隔完全融合，达到结构上的关闭，仅在房间隔的左侧留有一凹，称卵圆窝。⑤动脉导管闭锁成为动脉韧带。出生后，由于肺动脉压降低，动脉导管壁上的平滑肌收缩，导致动脉导管呈功能性关闭。以后，管壁平滑肌细胞和内膜组织增生，形成内膜垫突入腔内，使管腔变窄。由肺动脉干来的血流途经动脉导管的狭窄管道时，常引起局部血流高压，形成血栓，使管腔逐渐闭锁。一般在出生后3个月左右，动脉导管达到结构上的闭锁。

【答案分析】此题重点考查胎儿血液循环的特点及其出生后变化。常见错误是回答不全面。胎儿血液循环特点是动脉血和静脉血混合，但基本分流；出生前后血液循环的变化，可归纳为"3+2+1"结构的改变，即3条脐血管（1条脐静脉和2条脐动脉）、2个导管（1个动脉导管和1个静脉导管）、1个孔（卵圆孔），出生前上述结构均是开放的，出生后上述结构全部退化闭锁。

第五节　中枢神经系统的发生

◎ 重点 ◎
中枢神经系统的发生
◎ 难点 ◎
中枢神经系统的常见先天性畸形

常见试题

（一）单选题

1.神经管的分化中不包括（　　　）

A.神经细胞　　　　　　　B.星形胶质细胞　　　　　　C.少突胶质细胞

D.小胶质细胞　　　　　　E.室管膜细胞

【正确答案】D

【易错答案】E

【答案分析】此题重点考查神经管壁的早期分化。早期神经管壁的神经上皮细胞不断分裂、分化，部分细胞迁至神经上皮的外周，为成神经细胞和成神经胶质细胞，原位的神经上皮形成一立方形细胞层，称室管膜层。套层的成神经细胞分化为神经元；成神经胶质细胞分化为星形胶质细胞和少突胶质细胞。

2. 神经嵴的分化中不包括（　　　　）

A. 神经细胞　　　　　　　　B. 施万细胞　　　　　　　　C. 卫星细胞

D. 甲状腺滤泡细胞　　　　　E. 黑色素细胞

【正确答案】D

【易错答案】E

【答案分析】此题重点考查神经嵴的早期分化。神经嵴细胞首先分化为成神经细胞和卫星细胞。成神经细胞再分化为感觉神经元。施万细胞由神经嵴细胞分化而成，并与发生中的轴突或周围突同步增殖和迁移。另外，神经嵴细胞远距离迁移，分化为黑色素细胞、甲状腺滤泡旁细胞等。

3. 神经管壁分化形成 3 层，从外向内依次为（　　　　）

A. 套层、边缘层、室管膜层　　　B. 边缘层、套层、室管膜层

C. 边缘层、室管膜层、套层　　　D. 套层、室管膜层、边缘层

E. 室管膜层、套层、边缘层

【正确答案】B

【易错答案】E

【答案分析】此题重点考查神经管壁的早期分化。早期神经管的管壁是假复层上皮，称神经上皮。上皮的基膜较厚，称外界膜，管壁内面为内界膜。神经上皮细胞不断分裂、分化，部分细胞迁至神经上皮的外周，形成套层。原位的神经上皮形成一立方形细胞层，称室管膜层。套层的成神经细胞起初为圆球形，随即长出突起并伸至套层外周形成细胞稀少的边缘层。成神经胶质细胞分化为星形胶质细胞和少突胶质细胞，部分神经胶质细胞也进入边缘层。此时，神经管壁分化为由外到内的边缘层、套层和室管膜层构成。

4. 腺垂体来源于（　　　　）

A. 神经管　　　　　　　　　B. 神经外胚层　　　　　　　C. 内胚层

D. 中胚层　　　　　　　　　E. 口凹外胚层

【正确答案】E

【易错答案】B

【答案分析】此题重点考查腺垂体的发生。脑垂体由两个来源截然不同的原基共同发育而成。第 3 周，口凹顶部外胚层上皮向背侧突出，形成拉特克囊，为腺垂体的原基。第 6 周，拉特克囊增大并向神经垂体芽方向伸长，与口凹的连接退化消失。囊前壁增厚，形成腺垂体远侧部；

向上长出结节部并包绕神经垂体的漏斗柄；后壁生长缓慢，形成中间部；囊腔大部分消失，只残留小裂隙。腺垂体中分化出多种腺细胞。

5. 脊髓内分化为内脏传出神经元的成神经细胞位于（　　）

A. 基板　　　　　　　　　B. 翼板　　　　　　　　　C. 翼板和基板之间

D. 底板和基板之间　　　　E. 顶板和翼板之间

【正确答案】C

【易错答案】A

【答案分析】此题重点考查脊髓发生之内脏传出神经元的内容。神经管的两侧壁由于套层成神经细胞和成神经胶质细胞的增生而迅速增厚，背侧部增厚形成左右翼板，腹侧部增厚形成左右基板。神经管的顶壁和底壁很薄，分别形成顶板和底板。若干成神经细胞聚集于基板和翼板之间，形成脊髓侧角（柱），其中的成神经细胞分化为内脏传出神经元。

（二）多选题

1. 人大脑皮质的发生是（　　）

A. 由端脑套层细胞外迁移分化形成　　　B. 海马和齿状回出现最早，相当于原皮质

C. 梨状皮质出现较晚，相当于旧皮质　　D. 原皮质和旧皮质分层明显，分为3层

E. 新皮质发生最晚，面积最大

【正确答案】ABCE

【易错答案】D

【答案分析】此题重点考查大脑皮质的组织发生。大脑皮质由端脑套层的成神经细胞迁移和分化而成。大脑皮质的种系发生分3个阶段，最早出现的是原皮质，继之出现旧皮质，最晚出现的是新皮质。海马和齿状回是最早出现的皮质结构，相当于种系发生中的原皮质。胚胎第7周时，在纹状体的外侧，大量成神经细胞聚集并分化，形成梨状皮质，相当于种系发生中的旧皮质。旧皮质出现不久，神经上皮细胞分裂增殖、分批分期地迁至表层并分化为神经细胞，形成了新皮质，这是大脑皮质中出现最晚、面积最大的部分。原皮质和旧皮质的分层无一定规律性，有的分层不明显，有的分为3层。

2. 在脊髓的发生中，下列哪些正确（　　）

A. 两侧翼板向背侧突出，形成后角（柱）　　B. 两侧基板在中线愈合，形成白质连合

C. 边缘层分化为白质　　　　　　　　　　　D. 第3个月后，脊柱的增长比脊髓快

E. 侧壁的腹侧部增厚，形成基板

【正确答案】ACDE

【易错答案】B

【答案分析】此题重点考查脊髓的发生和演变。神经管的尾段分化为脊髓。中央的管腔演化为脊髓中央管，管壁内层为脊髓室管膜层，中间的套层分化为脊髓的灰质，外周的边缘层分化为白质。神经管的背侧部增厚形成左右翼板，腹侧部增厚形成左右基板。胚胎第3个月之前，

脊髓与脊柱等长。此后脊柱的生长比脊髓快，脊髓的位置相对上移。至出生前，脊髓下端（脊髓圆锥）与第 3 腰椎平齐。

3. 关于成神经细胞正确的是（　　）

A. 由室管膜层迁移至神经上皮外周　　　　B. 有分裂增生的能力

C. 位于神经管套层，分化为神经元　　　　D. 位于边缘层

E. 分化为神经元和神经胶质细胞

【正确答案】AC

【易错答案】B

【答案分析】此题重点考查成神经细胞的发生和演变。早期神经管的管壁是假复层上皮，称神经上皮。神经上皮细胞不断分裂、分化，部分细胞迁至神经上皮的外周，为成神经细胞和成神经胶质细胞。该新形成的细胞层称套层。原位的神经上皮形成一立方形细胞层，称室管膜层。套层的成神经细胞一般不再分裂增殖，最终分化为神经元。

（三）简答题

1. 何谓脑积水？

【正确答案】脑积水表现为患儿头颅增大，颅骨变薄，颅缝变宽。由于脑室系统发育障碍，脑脊液生成和吸收失去平衡所致。以中脑导水管和室间孔狭窄或闭锁最常见。由于脑脊液不能正常循环，致使脑室中积满液体或在蛛网膜下腔积存大量液体，前者称脑内脑积水，后者称脑外脑积水。

【答案分析】此题重点考查脑积水畸形发生的常见原因。常见错误是未能正确理解脑积水的发生原因，脑积水是由于脑室系统发育障碍，脑脊液生成和吸收失去平衡所致。

2. 何谓脊膜膨出和脑膜膨出？

【正确答案】脊膜膨出和脑膜膨出均属于神经管发育畸形，其中后神经孔未闭并伴有几个椎弓未发育，则在患处形成囊袋，若囊袋中有脊膜和脑脊液，称脊膜膨出；若伴有颅骨的发育不全，也可以出现脑膜膨出，多发生于枕部。

【答案分析】此题重点考查脊膜膨出和脑膜膨出畸形发生的原因。常见错误是把脑膜膨出误答为漏脑，脑膜膨出多发生于枕部，伴有颅骨的发育不全，囊袋中有脑膜膨出。

第六节　眼与耳的发生

◎ 重点 ◎

眼、耳的发生

◎ 难点 ◎

眼、耳的常见先天性畸形

常见试题

（一）单选题

1. 视泡发生于（　　　）

A. 前脑泡侧壁突出形成　　　B. 中脑泡侧壁突出形成　　　C. 菱脑泡侧壁突出形成

D. 后脑侧壁突出形成　　　E. 间脑侧壁突出形成

【正确答案】A

【易错答案】C

【答案分析】此题重点考查视泡的发生。人胚第 3 周，神经管前端尚未闭合前，其两侧发生一对视沟。第 4 周，当神经管前端闭合成前脑时，视沟向外膨出形成左、右视泡。

2. 晶状体泡起源于（　　　）

A. 前脑泡　　　B. 中脑泡　　　C. 菱脑泡

D. 体表外胚层　　　E. 中胚层间充质

【正确答案】D

【易错答案】E

【答案分析】此题重点考查晶状体的发生。体表外胚层在视泡的诱导下增厚，形成晶状体板。随后，晶状体板内陷入视杯内，形成晶状体凹，且渐与表面外胚层脱离，形成晶状体泡。

3. 与膜迷路形成有关的结构是（　　　）

A. 听泡　　　B. 第一咽囊　　　C. 第一鳃沟底

D. 第一鳃沟　　　E. 第一鳃弓

【正确答案】A

【易错答案】B

【答案分析】此题重点考查内耳的发生和演变。听泡是内耳发生的原基。第 4 周，菱脑两侧的体表外胚层增厚，形成听板，继之内陷形成听泡，并与外胚层分离。听泡初为梨形，以后向背腹方向延伸增大，形成背侧的前庭囊和腹侧的耳蜗囊，背端内侧长出内淋巴管。前庭囊形成 3 个半规管和椭圆囊的上皮，耳蜗囊形成球囊和耳蜗管的上皮。这样听泡和其周围的间充质演变为膜迷路。第 3 个月，膜迷路周围的间充质分化形成 1 个软骨囊。第 5 个月，软骨囊骨化成骨迷路。于是膜迷路完全被套在骨迷路内，两者间仅隔以外淋巴间隙。

4. 与中耳鼓室形成有关的结构是（　　　）

A. 听泡　　　B. 第一咽囊　　　C. 第一鳃沟底

D. 第一鳃沟　　　E. 第一鳃弓

【正确答案】B

【易错答案】C

【答案分析】此题重点考查中耳的发生和演化过程。第9周,第一咽囊向背外侧伸长,末端膨大形成原始鼓室,近端形成咽鼓管。第一鳃膜形成鼓膜。原始鼓室上方间充质分化为3块听小骨。听小骨周围组织被吸收形成腔隙,与原始鼓室共同形成鼓室,听小骨位于其中。

5. 角膜来自于（　　　）

A. 视杯边缘部 　　　　　　　　　B. 视泡神经外胚层

C. 体表外胚层和其后面的间充质 　　D. 晶状体上皮及其表面的间充质

E. 晶状体表面的间充质

【正确答案】C

【易错答案】D

【答案分析】此题重点考查角膜的发生。在晶状体泡的诱导下,与其相对的体表外胚层分化为角膜上皮。在晶状体泡与角膜上皮之间填充的间充质内出现一个腔隙,即前房。角膜上皮后面的间充质分化为角膜其余各层。

（二）多选题

1. 眼的先天畸形包括（　　　）

A. 先天性无虹膜 　　　　B. 瞳孔膜残留 　　　　C. 先天性白内障

D. 先天性青光眼 　　　　E. 圆锥角膜

【正确答案】ABCDE

【易错答案】漏选 E

【答案分析】此题重点考查常见的眼的先天畸形。先天性无虹膜、先天性白内障、先天性青光眼、瞳孔膜残留及圆锥角膜等均为眼的先天畸形疾病。

2. 眼和耳发生中有诱导作用的发生过程是（　　　）

A. 菱脑诱导听泡发生 　　　B. 听泡诱导膜迷路的发生 　　　C. 视泡诱导晶状体泡发生

D. 前脑诱导视泡发生 　　　E. 晶状体泡诱导角膜发生

【正确答案】ACE

【易错答案】D

【答案分析】此题重点考查眼和耳的早期发生。参见单选题第4、8、10题的答案分析。

第二十章　先天性畸形

◎ 重点 ◎

1. 先天性畸形的概念
2. 致畸因子的概念
3. 胚胎致畸敏感期的概念
4. 常见畸形

◎ 难点 ◎

先天性畸形的发生原因

常见试题

（一）单选题

1. 已确定对人类有致畸作用的物理因子主要是（　　　）

A. 高温　　　　　　　　　　B. 严寒　　　　　　　　　　C. 超声

D. 射线　　　　　　　　　　E. 微波

【正确答案】D

【易错答案】A、B、E

【答案分析】此题重点考查环境因素之物理性致畸因子的致畸作用。目前已确认的对人类有致畸作用的物理因子包括各种射线、机械性压迫和损伤等。高温、严寒、微波等在动物确有致畸作用，但对人类的致畸作用尚证据不足。

2. 致畸敏感期是指（　　　）

A. 受精后 2 周内　　　　　　B. 受精后 3~8 周　　　　　　C. 第 4~6 个月胎儿

D. 第 8~10 个月胎儿　　　　E. 受精后 8 周内

【正确答案】B

【易错答案】E

【答案分析】此题重点考查致畸敏感期的概念。处于不同发育阶段的胚胎对致畸因子的敏感程度也不同。受到致畸因子的作用最易发生畸形的发育阶段称为致畸敏感期，胚期（3~8 周）的胚胎细胞增生、分化活跃，器官原基正在发生，最易受到致畸因子的干扰而发生畸形。

3. 宫内诊断胎儿外形畸形的一种简便易行、安全可靠的方法是（　　　）

A. 胎儿镜检查　　　　　　　B. 胎儿造影和 X 线检查　　　　C. B 型超声波检查

D. CT 检查   E. 羊膜囊穿刺

【正确答案】C

【易错答案】A、B、D

【答案分析】此题重点考查先天畸形的宫内诊断的主要方法。目前宫内诊断方法主要有羊膜囊穿刺、绒毛膜检查、胎儿镜检查、超声检查、X线检查，其中超声检查是最简便易行且安全可靠的宫内诊断方法。

（二）多选题

1. 确定对人类有明显致畸作用的病毒是（   ）

A. 风疹病毒   B. 流感病毒   C. 巨细胞病毒

D. 艾滋病病毒   E. 单纯疱疹病毒

【正确答案】ACDE

【易错答案】B

【答案分析】此题重点考查环境因素之生物性致畸因子的致畸作用。目前已经明确对人类胚胎有致畸作用的生物因子有风疹病毒、巨细胞病毒、单纯疱疹病毒、弓形体、梅毒螺旋体、艾滋病病毒等。有一些病毒，如流行性腮腺炎病毒、流感病毒等，对动物有明显的致畸作用，但对人类有无致畸作用尚未确定。

2. 有致畸作用的药物主要是（   ）

A. 多数抗肿瘤药物   B. 某些抗生素   C. 某些抗惊厥药物

D. 某些抗凝血药物   E. 某些激素

【正确答案】ABCDE

【易错答案】漏选 E

【答案分析】此题重点考查环境因素之致畸性药物的致畸作用。研究表明，多数抗肿瘤药物（如氨基蝶呤等）、某些抗生素（如四环素、链霉素、新生霉素等）、某些抗惊厥药物（如噁唑烷、三甲双酮、乙内酰脲等）、某些抗凝血药物（如华法林、肝素）及某些激素（如性激素），均可引起多种先天畸形。

3. 孕妇下列情况可引起胎儿先天性畸形（   ）

A. 维生素缺乏   B. 酗酒   C. 大量吸烟

D. 严重营养不良   E. 缺氧

【正确答案】ABCDE

【易错答案】漏选 A

【答案分析】此题重点考查环境因素之其他致畸因子的致畸作用。研究已经表明，酗酒、大量吸烟、缺氧、维生素缺乏及严重营养不良等均有致畸作用。

4. 从孕妇体内取下列细胞进行染色体分析可早期诊断某些先天性畸形（   ）

A. 阴道脱落细胞   B. 蜕膜细胞   C. 血细胞

D. 羊水中细胞　　　　　　　　E. 绒毛膜细胞

【正确答案】DE

【易错答案】B

【答案分析】此题重点考查染色体分析诊断法在先天性畸形早期诊断中应用。胎儿羊水中还有从胎儿皮肤或黏膜脱落下来的上皮细胞，绒毛膜细胞是与胚体同源的细胞，因此进行染色体分析可早期诊断某些先天性畸形。

5. 胚胎受到致畸因子作用后，是否发生畸形和发生何种畸形主要取决于（　　　　）

A. 致畸因子的性质和作用强度　　　B. 胚胎的遗传特性　　　C. 受精和植入的部位

D. 受致畸因子作用时胚胎的发育时期　　　　　　E. 妊娠的季节

【正确答案】ABD

【易错答案】漏选 B

【答案分析】此题重点考查先天畸形发生中环境因素和遗传因素的相互作用。多数先天性畸形是环境因素和遗传因素相互作用的结果，这种相互作用包括两方面：其一是环境致畸因子通过引起染色体畸变和基因突变而导致先天畸形；其二是胚胎的遗传特性决定和影响胚体对致畸因子的易感性。

（三）简答题

1. 何谓环境致畸因子？

【正确答案】影响胚胎发育的环境包括母体的外环境、母体的内环境和胚体的微环境，这 3 个层次的环境中引起胚胎畸形的因素均称为环境致畸因子。环境致畸因子主要有 5 类，即生物性致畸因子、物理性致畸因子、致畸性药物、致畸性化学物质和其他致畸因子。

【答案分析】此题重点考查环境致畸因子的概念及其分类。常见错误是回答不全面，易漏答环境致畸因子的分类。

2. 何谓致畸敏感期？

【正确答案】在胚胎发育过程中，受到致畸因子的作用后，最易发生畸形的发育阶段成为致畸敏感期。胚期即受精后 3~8 周的胚胎细胞增生、分化活跃，器官原基正在发生，最易受到致畸因子的干扰而发生畸形。因此，胚期是人胚的致畸敏感期。

【答案分析】此题重点考查致畸敏感期的概念。常见错误是把受精后 3~8 周误答为致畸敏感期，人胚的致畸敏感期是指受精后 3~8 周。